徐定南 主编

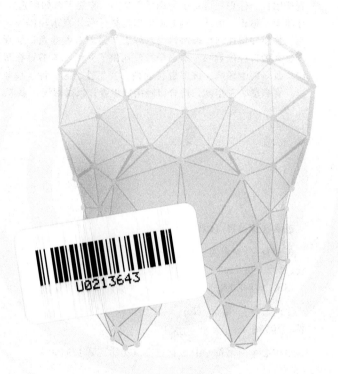

U0213643

齿健身安

 化学工业出版社

·北京·

内容简介

俗话说，"齿健则身健，身健则长寿"。您是否被牙痛、口腔溃疡等口腔问题所困扰。你想知道正确的刷牙方法吗？你想了解如何选择牙膏、牙刷、牙线、牙签吗？你想了解洗牙吗？你想知道拔牙后注意事项吗？你想知道缺牙怎么办吗？你想知道如何正畸矫治吗？你想知道怎么做儿童口腔保健吗？你想知道孕期怎么做口腔保健吗？本书全方位地做了介绍。本书旨在帮助大家呵护口腔健康，及早防治牙病。该书融科学性、实用性、通俗性、趣味性于一体，深入浅出，有高度，有温度，适合口腔疾病患者和家属阅读、参考。

图书在版编目（CIP）数据

齿健身安/徐定南主编.—北京：化学工业出版社，2020.11（2022.11重印）

ISBN 978-7-122-37793-7

Ⅰ.①齿… Ⅱ.①徐… Ⅲ.①口腔-保健-基本知识
Ⅳ.①R780.1

中国版本图书馆 CIP 数据核字（2020）第 179452 号

责任编辑：戴小玲　　　　　　文字编辑：李　媛
责任校对：王　静　　　　　　装帧设计：张　辉

出版发行：化学工业出版社（北京市东城区青年湖南街 13 号　邮政编码 100011）
印　　装：天津盛通数码科技有限公司
880mm×1230mm　1/32　印张 8¾　字数 174 千字
2022 年 11 月北京第 1 版第 3 次印刷

购书咨询：010-64518888　　售后服务：010-64518899
网　　址：http://www.cip.com.cn
凡购买本书，如有缺损质量问题，本社销售中心负责调换。

定　　价：49.00 元

本书编写人员名单

主　　编　　徐定南

副 主 编　　何　旭　顾　敏

编　　委　　刘思逸　纪焕中　何　旭　汤建平

　　　　　　何寅翔　杨　烨　周羽洁　张　彦

　　　　　　俞胜男　徐定南　顾　敏　顾亚亚

　　　　　　黄红亮

主　　审　　章非敏　杭顺初

序一

　　健康是幸福之源，发展之基。实现全民健康，不仅需要卫生健康工作者做好疾病预防与诊疗工作，更需要每个公民主动学习，自觉行动，成为健康理念的践行者、传播者和受益人。

　　传播药物健康知识，提倡科学用药，常州卫生健康工作者责无旁贷。近年来，常州市各家医院广大药师们以传播药物健康知识、促进群众科学用药为己任，积极开展"天使志愿者"品牌服务。他们"致广大而尽精微，极高明而道中庸"，以国际视野探求专业之宽广博大，以善问好学穷尽药学微观精微之妙，博古知今，笃实厚道，将深奥的理论知识用浅显生动的文字记录传播。精心编写了这套"健康常州行——药师进万家"科普丛书。丛书以通俗的文字、生动的图片、丰富的案例，较为科学、全面、系统地介绍了与群众息息相关的各类药品的使用知识以及健康文明的生活方式，有很强的指导性和实用性。本书的辑成必将对提高人民群众的健康提供有益的帮助。让我们带着把健康融入人们日常生活的社会责任感，为建设"健康常州"继续砥砺前行，努力奋斗！

常州市卫生健康委员会书记、主任

朱柏松

序二

WHO把口腔健康作为人类健康十大标准之一。国家卫健委倡导的全民健康生活方式行动中把"口腔健康"列为"三减三健"的第一"健"，由此可见，口腔健康是多么重要。2030"健康中国"伟大战略目标的实现，离不开口腔健康。开展大众口腔健康教育、普及口腔健康知识，是每一位口腔医学工作者义不容辞的责任。特别是在这样一个口腔健康观念长期落后的发展中国家，让中国老百姓享有健康的口腔更是任重道远，需要我们坚持不懈的努力。

徐定南先生是江苏省的知名口腔医学专家，长期担任常州口腔医院院长、常州市口腔医学分会主任委员、江苏省口腔医院管理协会副主任委员。他从公立口腔医院院长的岗位退休后，创建了一家有规模的口腔医疗机构——红梅口腔。十年打拼，铸就了常州地区的又一个口腔品牌，被原江苏省卫生和计划生育委员会授予"江苏省基层卫生特色专科、江苏省基层医疗机构口腔医学孵化基地"，并被开封大学授予"实践教学基地"。他虽年过七十，依然对大众口腔健康事业情有独钟，五十年痴心不改，孜孜不倦，不懈努力。最近由徐定南院长与他的同仁朋友们不辞辛劳，编撰了《齿健身安》，阐述了牙病与身体健康相关联的知识，深入浅出。该书籍有高度，有温度，指导大家呵护牙齿健康，及早防治牙病，传播健康口腔知识，让人人都来爱护牙齿，从而使你我都拥有一口健康的牙齿和一副健康的身体。

我衷心地预祝这本口腔科普书能够顺利出版发行，感谢徐定南和他的同事们为推动我国大众口腔健康水平提高所做的这件极有意义和价值的工作！我相信这本书必将对推动常州地区的牙病防治工作，促进口腔保健知识能够更广泛更深入地普及并产生积极的影响，为全民口腔健康做出新的贡献。

中华口腔医学会　名誉会长
中国科学技术协会荣誉委员

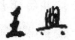

2020 年 9 月 15 日于北京

前言

　　民以食为天，食以牙为先。牙齿是消化系统的第一道关口。牙好胃好则身体好，已成为老百姓的共识。特别是1989年起，原国家卫生部、国家教育委员会、中国共产主义青年团中央委员会、中华全国妇女委员会等中央八个部委办联会发起了"9·20爱牙"活动，确定每年的9月20日为"全国爱牙日"，并每年都制定不同的爱牙日主题活动，开创了全国第一个爱护器官的群众性活动节日。20世纪以来国人爱牙的激情方兴未艾，爱牙的氛围越来越浓，但是不得不承认，我们的国情，人口特多，地域广阔，东南西北保健的意识不一样，"发展不平衡，不充分"的问题在口腔保健和牙病防治领域同样存在。"牙疼不是病"的观念，在一些地区，一些人群中依然根深蒂固。据全国牙病普查统计，我国的龋齿发病率高达60%以上，18岁以上成人的牙周病发病率高达90%以上。全国人均缺牙2个以上，65岁以上人群人均缺牙11颗，也就是说全国牙齿缺失数超过28亿颗！而目前我国仅有注册15万名牙医，我国每一万人才拥有一名牙医，发达国家是2000人就拥有一名牙医。按每个牙医每天工作八小时计算，20年也救治不了！何况还有不断新增的牙病呢？

与发达国家相比，我国的口腔保健形势不容乐观。据不完全统计，发达国家人群有 67% 以上的人每年主动接受牙病检查，每年两次专业洁牙。而我国还不到 2%，每年牙病的人均就诊率还不到 0.5%，甚至还有些人常年不刷牙，饭后不漱口，牙结石堆满了牙周，一辈子不清除。因此牙病防治任重而道远，需要我们更努力地推广和普及牙病防治知识，把好饮食入口关，保护好我们的咀嚼器官，促进身体安康。这是我们编写本书的出发点。真诚地祝愿大家齿健身安、口福倍增、笑口常开。

徐定南

目录

第三章　说说牙膏、牙刷、牙签与牙线

第四章　牙结石——口腔中的"大恶魔"

第五章　聊聊洗牙洁齿、牙齿美白美容

第六章　口腔科影像学检查

第七章　牙齿的常见疾病

第八章　常见牙痛急诊

第九章　牙龈萎缩不可逆，好防不好治！

第十三章　细说牙列不齐矫正

第十四章　关于假牙

第十五章　长寿牙——种植牙

第十六章　儿童口腔

第十七章　孕产期的牙齿护理

第十八章　老年人的牙齿护理

第十九章　看牙询医的常见问题

第二十章　牙科门诊后的常用医嘱

附录　全国爱牙日历年主题汇总

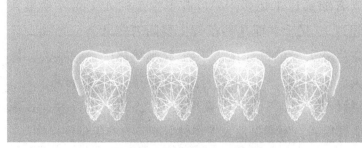

第一章　概述

 为什么养生首先要做口齿保健?

（1）"百物养生，莫先口齿"。自古以来，我们的先辈在养生时就非常注意保护牙齿，创造和延续了"齿健则身健，身健则长寿"之说。唐代名医孙思邈主张"清晨叩齿三百下"。宋朝大诗人苏东坡养成了叩齿健身的习惯。他曾说："一过半夜，披上上衣面朝东南。盘腿而坐，叩齿三十六下，当会神清气爽。"乾隆是清朝在位最久、寿命最长的皇帝，他的长寿秘诀之一也是"齿宜常叩"。清朝垂帘听政的"女皇"慈禧太后饭后都必须用茶水漱口，固齿强身……

（2）牙齿是人类健康的标志

① 世界卫生组织（WHO）把牙齿健康列为人类健康十大标准之一。

② WHO专家研究报告表明，人类70％的感染性疾病的菌群来自口腔。专家们研究，口腔里有300多种菌群，1克牙

1

垢里面含有细菌达 1 亿多个，口腔卫生差的人 1 克牙垢里含有细菌超过 10 亿个！而这些菌群主要附着在牙体、牙周。口腔牙周寄生着大量的链球菌，是引起扁桃体炎、咽喉炎、胃炎、肺炎、心肌炎、关节炎、肾炎等疾病的主要致病菌。

③ 龋齿是人类三大非传染性疾病之一。WHO 指出，龋齿、心血管疾病、癌症是危害人类健康的三大非传染性疾病。

④ 日本人均寿命 83 岁，男性 80 岁，女性 86 岁，已连续 20 年位居全球长寿国家首位，原因之一就是日本人很重视牙齿健康。

⑤ WHO 提出"8020"运动，即把 80 岁还有 20 颗健康的牙作为健康评判的标准之一。欧洲则倡导 77 岁还应拥有 22 颗健康的牙齿。

(3) 拥有一口好牙，关乎人类寿命　哺乳类动物的寿命是生长成熟期的 5 倍，而人类生长成熟期是以智齿萌生为标志，一般在 25 岁左右。以此计算人类应有的寿命在 125 岁左右。据牙科专家揭示：排除其他致死性疾病的前提下，70 岁人群全口无牙时 7 年死亡率是 70%，有 1~9 颗牙时的 7 年死亡率是 50%，10~19 颗牙时，7 年死亡率是 35%，如果 70 岁时有 20 颗以上牙，死亡率是 22%。

(4) 缺牙的危害多　牙齿缺失给人们带来的一系列危害，远比你知道的多。

① 面容苍老：牙齿健康，咀嚼功能良好，面部肌肉运动推动了颌面部血液循环，一张一弛营养滋润，使得面色红润、皱纹减少。缺牙会使咬合紊乱，下巴变短，唇颊部内陷，面部变形，影响美观，面相衰老达 10 年以上。

② 肠胃受累：牙齿缺失以后，咀嚼功能变差，增加消

化系统的负担，还会影响营养成分的吸收。长期如此，甚至可能引发消化系统疾病。

③ 余牙遭殃：牙齿缺失后，咀嚼的任务就落到了其他牙齿身上，大大增加余牙的负担。缺牙时间越长、数目越多，余留牙的压力越大，越容易损坏。据中华口腔医学会统计，我国45岁以上人群79%存在缺牙，65岁以上老年人平均缺牙11颗，严重影响咀嚼功能。

④ 发音不清：牙齿缺失，特别是前牙缺失，会造成发音不清，俗称"说话漏风"。发音不清会影响交际活动，也会影响患者的心理健康。

⑤ 诱发冠心病：缺牙使得口腔内感染大量细菌，破坏牙龈沟和口腔黏膜基底膜的完整性，致病细菌内毒素和炎症因子破坏心血管内皮细胞和平滑肌细胞，诱导血小板凝集、促进血栓形成，日积月累形成动脉粥样硬化，阻塞血管，造成缺血和供氧不足，引发冠心病。有缺牙的人比没有缺牙的人得心脑血管疾病、糖尿病、关节疾病的概率高43%。

⑥ 失去了维持脸部自然的形状与正常微笑：牙齿缺失会导致牙槽骨萎缩，脸部肌肉下垂，显得"苍老"。所以，保护健康的牙齿，维护好牙列结构，才能让你保持微笑与自然。

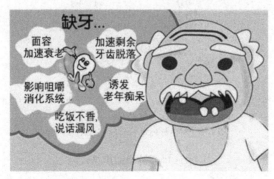

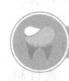

如何做口腔健康的简单自测?

如果这道测试题(图 1-1)你获得了很高的分数,那正是因为你还没有形成正确的牙齿护理理念。护理好牙齿,助你随时随地口气清新、自信大笑。

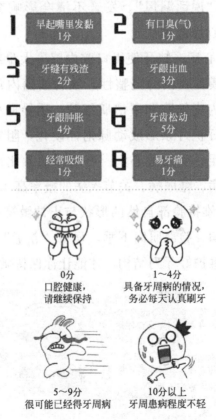

图 1-1　口腔健康的简单自测

4

医学中的口腔包括哪些组织？

我们日常生活中说的口腔并不单纯指牙齿，而要广泛得多。那口腔包括了哪些组织？

口腔由上颌骨、下颌骨、腭骨支撑，且是由唇、颊、腭、口底所围成的器官，是上消化系统的组成部分。其中还包括有舌、牙齿、牙龈、牙槽等。口腔最重要的作用是咀嚼运动，并涉及发音、面容、颜值。

（1）唇：具有闭合口腔的作用，外侧为皮肤，内侧覆盖黏膜。

（2）颊：在咀嚼时，将食物集中送到牙的咬合面上，以便彻底咀嚼。另外，还具有使口张大的功能。

（3）腭：位于口腔和鼻腔之间，腭的前 2/3 的黏膜下有骨质，称为硬腭；后 1/3 的黏膜下无骨质，称为软腭。软腭在咽下食物时，闭合后鼻腔，不使食物进入鼻中。

（4）口底：是指舌和唾液腺的所在部位，为很薄的黏膜所覆盖。

（5）舌：由许多横纹肌组成，运动非常灵活。除了咀嚼搅拌和吞咽作用外，还帮助发音。另外，在舌上有味觉细胞等组成的味蕾小体，主管味觉。

（6）牙槽骨：在上颌骨和下颌骨有包裹和支撑牙齿的牙槽骨（俗称"牙床"）。牙根所在的部分为牙槽窝，在牙根和牙槽骨之间，有一层如软垫并有营养作用的结缔组织——牙周膜，将牙根牢牢固定在牙槽窝内。

（7）牙龈：牙槽骨表面覆盖着牙龈。健康的牙龈一般呈鲜艳的粉红色，但常有褪色的散在的点状或斑状，这种变化是因为黑色素沉着而产生（这不是病）。牙龈是被一层很厚的上皮组织覆盖的黏膜，对饮食物及其他的外来刺激有很强的抵抗力，受损也会很快再生。

（8）唾液腺：口腔内有三对大唾液腺（腮腺、舌下腺、颌下腺）左右对称，唾液腺有分泌唾液的导管开口于口腔黏膜，在口腔黏膜下还有无数小唾液腺。这些唾液腺也分泌着唾液（俗称"口水"）滋润着口腔，成人每天分泌口水约为1升。随着年龄增大，口水分泌会减少，很多老年人便产生了口干症状。

（9）口腔黏膜：覆盖了除牙齿以外的整个口腔，表层是复层扁平上皮细胞，其下是有许多血管和神经走行的固有层。口腔黏膜的这种构造与其表面总为唾液所湿润的状态，对保护口腔不受来自外界毒物和毒气的损害、酒和烟的刺激、食物的冷热刺激、进入口腔的细菌所释放出来的毒素和酶的作用等具有非常重要的保护意义。

 牙齿的结构是什么样子的？

每个牙体都由牙冠、牙颈及牙根三部分组成。

由外向内，牙冠分为二层：表层是牙釉质，内层是牙本质；牙根也分为二层：外层是牙骨质，内层是牙本质。

（1）牙釉质：它是牙冠表面十分坚硬而又耐磨的钙化物

质。正常色泽洁白而光亮，呈半透明状，牙釉质是承受咀嚼食物的主要力量。进入口内的任何食物，均由它来嚼碎。它虽然很坚硬，但质地较脆，有时咬过硬的东西时，易发生崩裂。

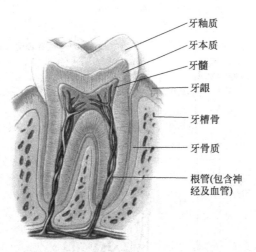

牙釉质
牙本质
牙髓
牙龈
牙槽骨
牙骨质
根管(包含神经及血管)

（2）牙本质：是位于牙釉质深层、硬度稍低的牙组织，构成了牙体的主要部分；由于它含有牙神经末梢，所以对冷、热、酸、甜等刺激较敏感。它的正常颜色呈淡黄，富有一定的光泽。

（3）牙颈：牙冠与牙根交界处，呈一弧形曲线。

（4）牙骨质：是包裹在牙根表面的一层含钙物质，呈淡黄色。它与一种称为"牙周膜"的组织相互作用，把牙根固定在牙槽窝内；它还具有再生和自我修复的功能。因此，一旦牙根表面遭到损伤，它能自动修补损伤处。

（5）牙髓：是牙体髓腔内的重要组织，人们习惯把它称为"牙神经"。其实，它不仅有牙神经，还包含给牙体运送养料的血液循环组织（血管与血液）、抵抗感染的淋巴组织（淋巴管与淋巴液）、建造牙齿的成纤维细胞和制造牙本质的细胞等。这些组织通过牙根尖处的小孔，与牙周组织相通。牙的知觉及营养供应，就是由牙髓组织来承担和发挥作用的。

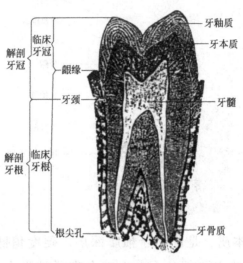

人一生有几副牙齿?

人一生有两副牙齿——乳牙和恒牙。近代临床发明了种植牙，专业流行的说法称其为"人类第三副牙齿"。

乳牙有多少颗?

乳牙是人萌出的第一组牙，共 20 个，上、下颌各 10

个。从出生 6 个月左右开始萌出第一颗，到 2 岁半左右 20 颗乳牙萌出完毕。自 6～7 岁至 12～13 岁，乳牙逐渐脱落而被恒牙所替代。极少数人会存在牙齿缺失或多生牙的情况，如果发现牙齿数目异常可尽早向牙医咨询。

乳牙有哪些作用？

（1）辅助发音：有些宝宝因为缺牙（尤其是上颚门齿），讲话"漏风"，不但无法清楚表达个人意念，还可能遭到其他小朋友的嘲笑，对幼小心灵造成心理打击。

（2）利于咀嚼：宝宝在成长发育的过程中，需要大量而优质的营养，摄取方式几乎都靠口腔。而负责咀嚼以利身体消化吸收的乳牙，若因蛀牙或其他疾病等因素，造成丧失部分或全部的咀嚼功能，必会使得营养吸收功能受阻，影响生长发育，可造成日后的营养失调或体弱多病。

（3）恒牙生长前的"空间维持"功能：每颗乳牙下方，都有一颗正在发育的恒牙，在乳牙脱落之后，恒牙便能萌出，取代原来的乳牙，因此可以说乳牙是恒牙萌出前的空间维持器。

（4）协调颜面美观：自尊心较高的宝宝，可能自卑于一口烂牙，不敢开口说话、不敢尽情开怀大笑；而颜面靠近嘴巴的地方，也可能因缺牙所造成的塌陷，影响颜面美观。这些因素都可能造成宝宝的社交畏惧，直接影响人际关系交往。

（5）促进颌骨正常发育：乳牙发育对幼儿的生理心理发

育都有着决定性的影响，若有蛀牙等病变，应及早治疗。因为单侧的牙齿病变，会让宝宝为避开疼痛而只以单侧咀嚼，时间一久，便有可能造成颜面的不对称，父母看了心疼，宝宝也可能因此而产生自卑。

综合上述，乳牙如果发生蛀牙，一定要及时治疗。

恒牙有几颗？

通常情况下恒牙有 32 颗，人类从 6 岁左右乳牙开始逐渐脱落，恒牙逐步生长更新替换乳牙。6 岁时第一磨牙首先长出，俗称六龄齿，六龄齿很重要，是颌间的支柱，具有重要的咀嚼功能，要好好保护。大部分恒牙在 12 岁左右出齐。恒牙全部出齐共 32 个，上、下颌各 16 个。第三磨牙（即智齿）存在退化而变异，有可能存在先天缺失的情况，于是有些人就只有 28 颗恒牙。

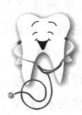

几个牙齿昵称

（1）智齿：专业名称为第三磨牙，一般在 20 岁甚至更晚萌出。因为正值青少年心智成熟年纪萌生，故得名智齿，又称慧牙，俗称尽根牙。

（2）磨牙：又称盘牙，状如石磨，用来磨碎食物，在咀嚼时起到极其重要的作用。

（3）犬齿：专业名称为尖牙，因牙冠形态呈锥形而得名，俗称虎牙、犬齿。位于口角处，用于撕咬食物，是全口牙中牙根最粗壮、最坚固的牙齿。

（4）门牙：学术名称为切牙，位于牙列中间最前面，左右对称。上下颌分别有四颗门牙，分别称为大门牙、小门牙。具有切断啃咬的作用，与讲话发音有关，缺失则影响美观。

（5）兔牙：两颗门牙突出类似兔子牙，民间俗称兔牙，经过矫正可排列到正常位置。

（6）畸形尖：多发于双尖牙（俗称小磨牙），牙齿咬合面的中央有一个小突起，磨去突起部位易造成牙齿感染。属先天性的畸形。

（7）鲨鱼牙：又称双排牙，发生在乳牙与恒牙交替时期。恒牙已经长出来了，乳牙却不肯"退位让贤"，形成一前一后两层牙齿，但是乳牙总要脱落的，双排牙只是暂时现象。如果乳牙松动了，也可请牙科医生拔除。

（8）六龄齿：乳牙更换期萌出的第一恒磨牙，因在六岁左右萌出，故称"六龄齿"，是口腔的支柱，起着支撑作用，对其他恒牙的萌出和排列有定位作用，也是发挥咀嚼作用最重要的一颗牙。

11

(9) 多生齿：又称额外齿，以门牙区双尖牙位置最多见，也有多生第四磨牙的情况。多生牙发育不良，牙齿形状畸形，影响美观和牙齿排列。

（何旭　复旦大学）

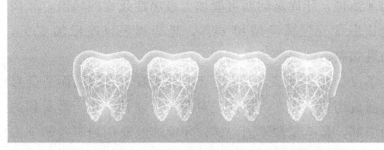

第二章　您真的会刷牙吗？

您真的会刷牙吗？这个问题听起来似乎令人惊讶——这件大家每天都在做的事怎么可能不会？然而事实上，大部分人每天都在"假"刷牙，您是其中之一吗？

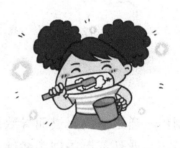

一、很多人是在"假"刷牙

很多人觉得刷牙是件小事，真的如您所想吗？

当闹钟响起，催促着您起床的时候，您半睐着朦胧的双眼，摸索到洗漱间挤上牙膏，再随手把这股熟悉的清凉递进嘴里，刷头跟着左手或右手几个快动作，一番行云流水，然后整装上班了。

如此天天刷牙，其实大多都在"假"刷牙，牙齿看似是刷过了，但实际上无法达到彻底、有效的清洁效果。我国有超过半数的人都达不到有效刷牙。而据报道，刷牙不彻底导

13

致的牙菌斑、牙周炎问题可能加大患癌症死亡的风险，牙周病会让患食管癌风险增加 28%，患胆囊癌风险增加 73%，并与乳腺癌、肺癌等关系密切。

不仅如此，很多人万万想不到，"假"刷牙反而还会对牙齿造成伤害。现在，请您先对照镜子，张开嘴，看看您的牙齿根部，是不是像下图一样，牙根部隐隐约约有些凹下去了？如果是，那您就得当心了！牙冠、牙颈部出现凹下去的横槽就是"楔状缺损"。由于它外形酷似木匠用的楔子，因此医学上称为"楔状缺损"。

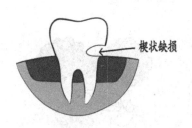
楔状缺损

牙齿楔状缺损的原因是横向刷牙。生活中横向刷牙的大有人在，横着刷牙特别是横着使劲刷牙，时间长了，易造成牙齿颈部楔状缺损，牙齿表面刷出一道道槽沟，进而导致牙齿敏感、牙疼、牙变色、牙折断等。此外，由于细菌酸蚀，也会造成牙齿楔状缺损。

楔状缺损该如何治疗？可选用与牙齿颜色近似又有一定黏接性的复合树脂或玻璃离子黏固粉等将楔状缺损补好，以防继续发展。对于组织缺损较少无酸痛症状的人，局部不需要特殊处理，刷牙时要避免横刷，并选用较软的牙刷和磨料较细的牙膏。

二、巴氏刷牙法——国际标准，你掌握了吗？

巴氏刷牙法（The BassMethod），又称贝式法或水平颤动法，是一种有效去除龈缘附近及龈沟内菌斑的方法。是由美国牙科协会推荐的刷牙方法。

1.巴氏刷牙法

（1）牙刷与牙齿呈 45°：将牙刷对准牙齿与牙龈交接的地方。刷毛与牙齿大致呈 45°，同时将刷毛向牙齿轻压，使刷毛略呈圆弧，牙刷侧边与牙齿有相当大的接触。

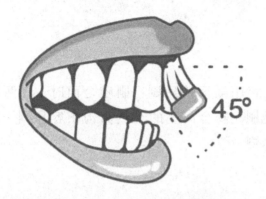

（2）两颗牙齿为单位，水平刷 10 次：牙刷定位后，开始做短距离的水平运动，两颗到三颗牙前后来回约刷 10 次。

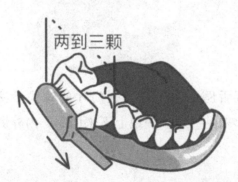

（3）后牙舌侧不遗漏：上颚后牙的舌侧部分是较不易刷的地方，刷毛仍对准牙齿与牙龈的交接处，刷柄要贴近大门牙。

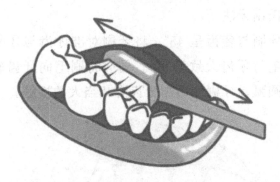

（4）牙齿咀嚼面前后刷：刷咬合面时，以两颗牙为单位，来回地刷。咬合面上的天然窝沟不容易刷干净，要多遍，稍用力刷。

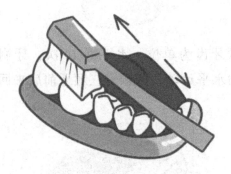

（5）前牙舌腭面上下刷：刷门牙的时候手法有点特殊，要把牙刷竖起来，一颗一颗地上下来回刷，内外侧都要刷到。

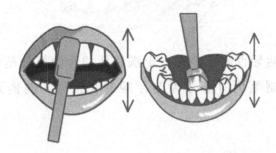

（6）刷牙要面面俱到：只要循序地刷才不会有遗漏，每

个区域刷 30 秒左右。A 区：先刷左边上面。B 区：再刷左边下面。C 区：再刷右边上面。D 区：再刷右边下面。E区：单独刷上下门牙。

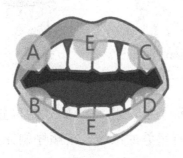

（7）要刷舌头表面：刷完所有牙齿后，轻轻地刷舌头表面，再用清水漱口。

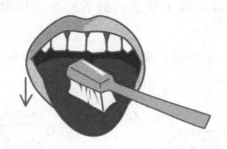

2.改良的巴氏刷牙法

每个人牙齿状况不同，适合的刷牙方法也不同。据中华口腔医学会推荐，2～6 岁儿童适用"圆弧刷牙法"，而成人更适合"巴氏刷牙法"。这里教大家改良版的"巴氏刷牙法"，即"水平颤动拂刷法"，它比"巴氏刷牙法"（水平颤动法）多了一个"拂刷"的步骤。

（1）刷毛指朝向牙根，与牙长轴成 45°，轻微加压，使刷毛部分进入牙龈沟，部分置于牙龈。

（2）从后牙颊侧以 2～3 颗牙为一组开始，用短距离水

17

平颤动的动作数次刷牙，然后将牙刷向牙冠方向转动，拂刷牙面。

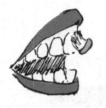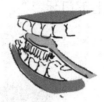

（3）将牙刷移至下一组 2～3 颗牙的位置重复步骤（2），与前一部位保持有重叠的区域，按顺序刷完上下牙的牙面和后牙内侧。

（4）刷上前牙内侧时，将刷头竖放在牙面上，使前部刷毛接触龈缘，自上而下拂刷。刷下前牙舌面时，自下而下拂刷。

（5）刷咬合面时，刷毛指向咬合面，前后稍用力来回刷。

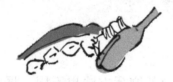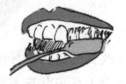

注意：刷牙动作要轻柔，时间不能少于 3 分钟，每天刷两次，可用漱口水和牙线配合清洁一些难以清除的部位。

三、剖析刷牙的几种"门派"

年年举办"爱牙日"，听过很多遍"饭后漱口，早晚刷

18

牙，健齿强身"的大道理，但是有些人依然会有牙龈出血、牙结石、牙痛、口臭严重，还不知其危害，没有掌握正确且适合自己的刷牙方式，危害有以下几种。

（1）横锯自毁型：回想一下，您每天刷牙大概是怎么刷的呢？是上下环刷还是横向刷牙？横向刷牙会损伤牙釉质，同时也会刺激牙龈。牙颈部的釉质很薄，如果长时间的横向刷牙会造成牙颈部严重磨损，形成牙齿楔状缺损。

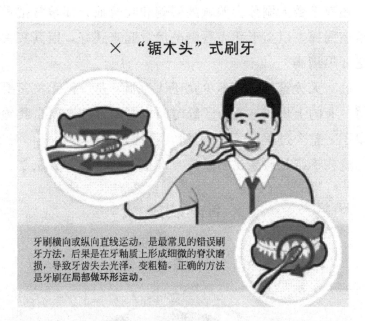

× "锯木头"式刷牙

牙刷横向或纵向直线运动，是最常见的错误刷牙方法，后果是在牙釉质上形成细微的脊状磨损，导致牙齿失去光泽，变粗糙。正确的方法是牙刷在局部做环形运动。

（2）独爱门面型：每颗牙有五个面，即唇侧、舌侧、咬合面及牙间隙的两个邻面。有些人不注意细节，仅仅只刷牙齿唇侧面。因为前面的牙齿是平时我们说话、微笑露出最多的部分。而且一些人惯有思维里，牙龈莫名被贴上"脆弱"的标签，于是在刷牙的时候会避开牙龈，只刷牙尖。偏偏破坏口腔卫生的最大凶手——牙菌斑最喜欢待的地方不是牙尖表面，而是接近牙龈的部位，假如这个部位没有及时清洁干净，牙菌斑就会越积越多，形成牙结石；接着牙龈发炎出血，牙齿变得敏感萎缩，在大家不明真相的情况下又更加避开刷牙龈，如此形成一个恶性循环，导致口腔卫生越来越差。

因此大家一定要记住：健康的牙龈不怕刷，刷牙请不要刻意避开它！！

还有多数人刷牙会照顾到唇侧和咬合面，却常常把舌侧面给遗漏掉，以至于牙齿唇侧虽然看起来还好，但其实舌侧却是牙垢满满。

（3）无关紧要型：不少人还认为刷牙是一件无关紧要的事情。有的上班族甚至为了赶时间，刷出泡沫来就自我感觉可以了，整个过程30秒都不到。

这些不都是假装在刷牙吗？真正有效的刷牙方法是：巴

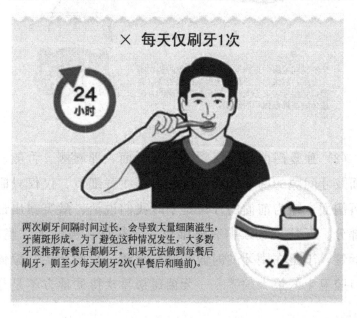

× 每天仅刷牙1次

24 小时

两次刷牙间隔时间过长，会导致大量细菌滋生，牙菌斑形成。为了避免这种情况发生，大多数牙医推荐每餐后都刷牙。如果无法做到每餐后刷牙，则至少每天刷牙2次(早餐后和睡前)。

×2 ✓

氏刷牙法并遵照"333"原则,即每次3分钟,饭后30分钟内刷牙及每次要刷三个面(咬合面、唇面、舌面)。确保每颗牙齿基本的3个面都不放过,最后别忘了刷一下舌头的舌苔,剩下两个邻面可以交给牙线。不仅仅早上刷牙,睡前刷牙更不能少,并且一次都不能马虎。

(顾亚亚　常州市第三人民医院口腔科)

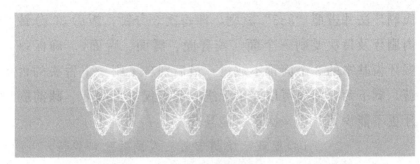

第三章　说说牙膏、牙刷、牙签与牙线

一、牙膏

　　牙膏有很长的历史发展过程。希腊人、罗马人、希伯来人及佛教徒的早期著作中都有使用洁牙剂的记载。早期的洁牙剂主要是白垩土、动物骨粉、浮石甚至铜绿。直到十九世纪还在使用牛骨粉和乌贼骨粉制成牙粉。用食盐刷牙和盐水漱口至今也还存在。2003 年人们在奥地利国家图书馆的地下室中发现了一张古埃及莎草纸，上面写满了古怪的象形文字。上面描述了一种可以亮白牙齿的粉末，这些粉末遇到唾液，就会变成膏状物，能够清洁牙齿，它的成分是：1‰盐

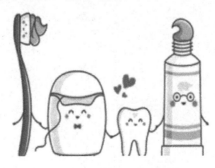

司的岩盐和鸢尾干花，2％盎司的薄荷和 20 粒胡椒——这就是古埃及人用的牙膏。中国在唐代时期，常用天麻、藁本、细辛、沉香、寒水石等中药研粉擦齿，这些中药可以清洁牙齿和除去口中异味。民国时期进入牙粉时代，有 35 种品牌之多。1926 年我国开始引进并生产第一代"三星牌"管装牙膏。1936 年又出现以磺胺为主要成分的"消治龙"药物牙膏。进入 50 年代国外生产出了含氟牙膏。70 年代控制菌斑产品开始进入市场，我国大约在这一时期也陆续出现了含氟牙膏、中草药与氯己定（洗必泰）牙膏等药物牙膏。到 80 年代国外开始出现抗牙石产品以及其他具有某些特殊功效的产品，如脱敏牙膏、增白牙膏等。

 牙膏的主要成分是什么？

（1）摩擦剂。

（2）表面活性剂（简单理解就是清洁剂或起泡剂）。

（3）氟。

其他次要成分包括：pH 调节剂、稳定剂或者黏合剂、甜味剂、色素等。功效型牙膏，比如抗敏、美白、药物型的，还会添加相应的功效成分。

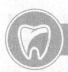 **牙膏中真正起作用的是什么成分？**

其实在清洁牙齿过程中起主要作用的，既不是丰富的泡

沫，也不是清新的香味，而是牙膏中占到 30％～55％ 的摩擦剂。作为一种不可溶性的颗粒，通过刷牙这个动作，从牙齿上清除牙菌斑和牙石，以减少龋齿和口腔疾病。

主要的摩擦剂有碳酸钙、磷酸氢钙、氢氧化铝和水合硅酸（二氧化硅）。它们是细微的，不会溶在水里的固体硬颗粒。刷牙时它们会打磨你的牙齿，就像"抛光"一样。

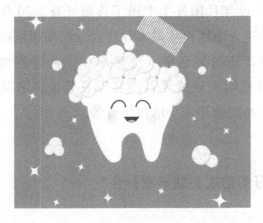

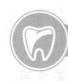 **起泡越少的牙膏越好吗？**

部分正确！牙膏含有起泡剂没有问题，有问题的是含有 SLS 起泡剂。SLS 起泡剂的使用被认为会使口腔组织的保护层变干，从而损伤口腔组织，增加口腔溃疡发生的概率，还会导致牙齿遇冷易敏感。所以专家建议起泡越少的牙膏越好，指的是不含 SLS 或者 SLS 含量少的牙膏更好。其实不用通过起泡作判断，大家观察牙膏包装上有"不含 SLS"或者"SLS free"的标识就可以了。

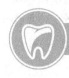

牙膏含氟化物就不安全吗?

不正确!氟化物是天然存在的一种矿物质。氟化物可以强化牙齿珐琅质并使蛀牙重新矿物化。美国牙医协会(ADA)一直认可含氟牙膏的作用,而且所有被 ADA 认证的牙膏都是含氟牙膏。

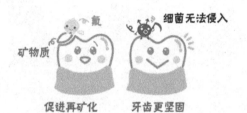

矿物质　氟　细菌无法侵入

促进再矿化　牙齿更坚固

目前市场上大部分牙膏都会添加低剂量的氟,推荐大家都用含氟牙膏。因为低剂量的氟使牙齿最表层变得更坚固,可以预防蛀牙。有些人担心经常使用含氟牙膏会有损健康,研究证实只有服用大剂量氟才可能对身体造成影响,而牙膏中的低剂量氟成分不足以对人体健康构成威胁。所以,即使是小朋友也可以使用含氟牙膏,只要控制好每次牙膏用量就行。

美白功效的牙膏真的能美白牙齿吗?

美白功效的牙膏主要通过这两种方式让牙齿看上去变白:一是通过去除牙齿表面污渍,尽可能恢复原有的光泽;

二是美白功效的牙膏常常是蓝色的膏体，蓝色的色素可以暂时附着在牙齿表面，让牙齿看起来更白，这都是表象。这些美白效果都只是暂时的，停用牙膏之后，又会恢复牙齿的本色。

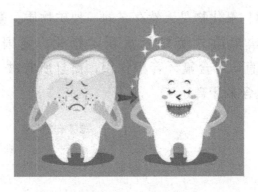

 牙龈出血用止血功效的牙膏有用吗？

"牙龈出血，就用××牙膏"，这样的广告很多，会让您出现牙龈出血就下意识地想到：换个止血功能的牙膏？但止血功效的牙膏的止血作用事实上是微乎其微的。刷牙时出血是牙龈发出的警报：主人的牙结石太多，需要牙医帮助洗牙了。

刷牙出血是牙龈炎或牙周炎的早期症状。如果用了止血牙膏，虽然止住了血，但是牙龈状况并没有改善，牙结石依然存在。于是，在牙结石长期刺激下，牙龈萎缩、牙根暴露、牙齿脱落，问题依然接踵而来。所以，刷牙出血了不要急着换牙膏，你真正需要的是求助牙医。

抗敏感牙膏真的能缓解牙齿敏感吗？

抗敏感牙膏，对于牙齿敏感的人有一定作用。牙齿敏感的人，牙齿上有很多"细管"能够将冷热酸甜的刺激传导至牙根部神经，引起牙齿敏感和疼痛。这类牙膏可以在牙齿表面形成一种保护层，封闭牙齿表面细小的缺陷，从而缓解牙齿敏感。

 牙膏中含有三氯生安全吗？

有争议，最好回避！三氯生（triclosan，二氯苯氧氯酚）也是牙膏中颇有争议的一个成分。三氯生是一种广谱抗菌剂，常用在牙膏、肥皂、洗手液和医用消毒产品中。

关于三氯生的安全性，美国和欧洲业内已经争议了好多年，目前还是没有结论。曾说三氯生会致癌，但基本没有任何证据，已经被否定了。

 可以长期使用一种牙膏吗？可以长久搁置牙膏吗？

长期使用一种牙膏，会使某些有害的口腔病菌产生耐药性和抗药性，使牙膏失去灭菌护齿的作用，最好交替使用牙膏。牙膏使用时间越久，暴露在空气中的机会就越多，与牙刷的接触频率就越高，接触细菌的机会就会增加。

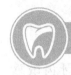

几元和几十元的牙膏有何不同？

无论是几元的牙膏，还是几十元的牙膏，主要成分都差不多，都是为了辅助清洁牙齿，效果的差别也不是特别大。我们在购买牙膏时，千万不能只看价格，认为价格越高越好，也不要盲目地相信各类广告，因为有些广告容易夸大特有成分或功效。

尤其是一些药物性牙膏，对一些口腔疾病上确实起到一定缓解作用，但是不能代替药物，也不能真正把你的口腔疾病治疗好，所以千万不要被误导。

牙膏主要是辅助作用，刷牙方法才是最重要的，其次是牙刷。现在很多人都把这个顺序反过来了。牙龈出血红肿就是牙周疾病的表现，应该去洗牙治疗，用牙膏只是暂时缓解症状。有口腔疾病的患者，应该及时找牙科医生才能解决问题。

二、给牙齿选一把好牙刷

面对市场上琳琅满目的牙刷，还有各种电动牙刷，到底哪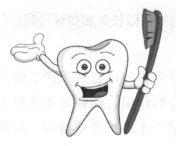款适合您？选购牙刷时，你最看重的是质量、性价比、刷毛硬度还是"颜值"？别小看了这件事，用对牙刷，能帮你预防和改善多种疾病。下面我们聊一聊如何选出最适合自己的那一把好牙刷。

一把好牙刷长什么样子?

工欲善其事，必先利其器。想要拥有一口好牙，除了掌握正确的刷牙方法，还需要一把让牙齿"舒服"的牙刷。

（1）刷头：牙刷常见有平头型、波浪型、中凹型、月牙型、动力型、旋风型等，平头型刷毛软硬适中，排列平齐，是牙刷中的基础款。其他几种属于特异型牙刷（图 3-1），为适应口腔特殊情况设计而成。

① 波浪型、中凹型，刷毛为锯齿造型，能较好贴合牙齿表面，清洁牙间隙。

② 动力型，刷毛长，斜角状设计，可深入清洁牙缝、牙龈沟甚至智齿部位。

③ 旋风型，顶端的旋转刷毛能更有效地清洁牙菌斑。

④ 月牙型，便于清洁牙齿外侧。

图 3-1　几种特异型牙刷

刷头长 2.5～3 厘米，宽 0.8～1 厘米，前端圆钝。牙医在给病人做治疗时，总是发现越靠后的牙齿清洁度越差，软垢、菌斑、牙石量较其他区域多，而短而窄的小刷头可在口腔灵活转动，到达牙齿各个部位，不易留下死角。因此，刷头的选择可适当偏小，甚至成人也可以选择儿童牙刷。

（2）刷毛及材质：共 2～4 排，每排 5～12 束，各束间间距整齐，每束长 10～12 厘米，宽 3～4 厘米。软毛牙刷的刷毛顶端常参差不齐，硬毛牙刷的刷毛排列规则整齐。中性硬度牙刷的刷毛材质，主要分天然猪鬃和尼龙丝两种材质，其中尼龙丝耐磨、不吸水，且纤细柔软，可清洁牙齿间隙，弹力好，有较好的按摩作用，更有利于口腔保健，可优先选择尼龙丝材质。软毛牙刷的优点是对牙齿和牙龈的损伤小，缺点是不能完全去除较厚的菌斑，清洁效率不够高。中硬毛牙刷虽然对牙齿的清洁效果好，但对牙齿的磨损和损伤也较大，刷牙用力过猛时还会有损伤牙龈甚至牙齿的风险。普通人群可以选用软毛或中等硬度的牙刷；有吸烟、喝咖啡、喝茶习惯的人，如果牙齿有色素沉着，可以使用硬毛牙刷；儿童所使用的牙刷刷毛要比成人牙刷更柔软。刷毛横切后，若未经打磨处理，常因带有毛刺而伤害牙龈。买回新牙刷后，可先用手触摸刷毛端面，若有锋利、毛刺等感觉，应及时更换。

（3）刷柄：防滑设计＋弯曲手柄，与刷头的角度在 17°～20° 为宜，更易深入口腔角落，方便用力，减轻手部疲劳。

 孩子们用的牙刷和大人的一样吗？

（1）2～5 岁：牙齿发育初期，手掌和口腔小，宜用刷毛柔软，握柄较粗，方便深入口腔的窄小刷头的牙刷。

（2）5～6岁：选用毛刷边缘柔软、刷头小的牙刷，包绕每颗牙齿，彻底清洁牙齿。

（3）7～8岁：处于换牙阶段，宜选刷毛柔软、混合设计、刷头较小的牙刷，待牙替换完成后，再选用保健牙刷。

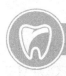 **电动牙刷是不是人人都可以用？**

闭着眼睛，懒懒散散地移动牙刷，高速转动的刷头就能带动刷毛，在短时间内有针对性地清除牙齿不同部位的污物、菌斑。不得不说，电动牙刷的发明，是科技带给懒人的又一大福音，但并非所有人都适用。

电动牙刷每分钟振动次数大于2万次，旋转时在牙齿表面类似于横刷，对牙齿可能造成一定磨损。若牙齿本身就存在问题，比如患有牙周炎的人，牙龈萎缩、敏感的老人以及10岁以下的儿童最好不要选择电动牙刷。

 用漱口水能代替刷牙吗？

漱口水分非药物性和药物性。非药物性的主要作用是除口臭，功能类似口香糖，对使用人群没有限制；药用性的主要在药店出售，用于治疗牙龈炎、牙周炎、口腔溃疡等口腔炎症。平时使用漱口水等清洁产品时要注意：漱口水不宜像牙膏一样每天使用，特别是药用性漱口水更要谨慎使用，以免引起口腔菌群失调或其他副作用。漱口水虽然能除去口腔内的食物残渣和一小部分软垢，但任何口腔保健措施都不能代替刷牙。认真刷牙，效果比任何漱口水都好。

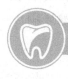 **刷牙水的温度以多少为宜?**

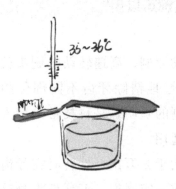

凉水刷牙，"牙命"短。刷牙水应以 35～36℃为宜。许多人牙齿"寿命"比人体寿命短，其根源就在"凉水刷牙"的习惯上。若不注意水温，使牙齿受到骤热或骤冷的刺激，容易引起出血、牙龈萎缩、牙齿松动等情况。

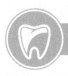 **牙刷可以使用多久?**

与牙刷只签 3 个月"合约"。尽量选择大品牌的牙刷，每次用完后在清水中多冲几次，再将刷毛上的水分尽量甩干，头朝上置于通风处，以免滋生细菌。当牙刷出现刷毛卷曲变形（易擦伤牙龈）、牙刷根部颜色变深（易蓄积污垢和滋生细菌）、刷毛尖有软塌现象、刷毛之间距离明显变宽等情况时应立即更换，继续使用只会弊大于利。一般牙刷的使用寿命是 3 个月。

只用一把牙刷可以吗？

三把刷子轮流"伺候"。《临床牙周病学杂志》上发表的一项研究表明，在连续使用同一把牙刷10周后，人口腔内牙菌斑数量会明显增加。条件允许时，可购买2～3把牙刷轮换使用，延长牙刷的干燥时间，这尤其有助于牙龈炎和牙周炎的患者恢复。

一人一把牙刷，自己的牙刷自己用，多把牙刷放置时不要相互接触，以免菌群或病毒通过牙刷传播。

牙刷使用一段时间后，就会积聚大量细菌、真菌和微生物。建议时常更换牙刷。

刷毛中等软度	• 我国牙刷标准规定了硬毛、中软毛、软毛三种刷毛的牙刷。成人宜选用中软毛的牙刷，儿童宜选用软毛牙刷
小头牙刷	• 刷头有大小之分。要想让牙刷能刷到口腔的每个部位，一般宜用小头牙刷
磨毛牙刷	• 使用磨毛牙刷可有效达到牙齿保健目的。它的外包装一般会注明"磨毛"二字，用手触摸没有毛刺、锋利感
注意外观	• 从外观看牙刷洁净、刷毛平整、包装严密；质量可靠。对于没有产地、没有质量认证的牙刷，不宜购买

三、牙签与牙线——牙签是"虐爱"，牙线才是"真爱"

很多人餐后有剔牙的习惯，有的老电影里还有人物叼着牙签出场的经典画面。但其实使用牙签很可能是在"虐牙"。还有一种"神器"比牙签对牙齿更温柔——牙线。专家认为，饭后与其用牙签剔牙，不如使用牙线，高效且无害。

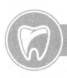 **使用牙签靠谱吗？**

牙签可不是"靠谱先生"。

（1）牙签质量有讲究：好的牙签应该有足够的硬度和韧性，表面应光滑，没有毛刺，横断面为三角楔形或扁圆形。但不少餐厅为节省成本，通常引入比较劣质的牙签。对牙签的管理太随意，使用消毒不严、管理不善的牙签易引起口腔疾病。

（2）牙签使用方法：牙签使用方法有讲究，使用不当，将导致牙周疾病。如果无塞牙现象而乱剔牙或牙签使用不当易造成牙龈炎、牙龈萎缩、牙间隙增大，尤其不可将牙签用力压入牙间乳头区，因为这样最容易造成牙周损害。

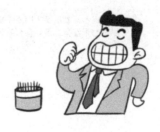

必须用牙线吗?

正确的刷牙可以清洁 70％的牙面,另外 30％是刷牙不能实现的,这就需要借助一些其他护齿用品了。

常用的护齿用品除了牙线、牙签外,还有牙缝刷、冲牙器(水牙线)、口香糖(只有木糖醇口香糖才有护齿功效)、漱口水(不要长期使用,因为会破坏口腔正常菌群)。

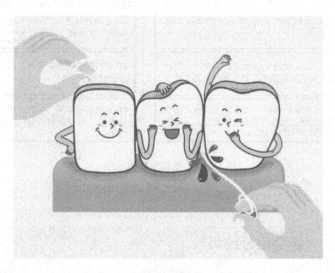

其中,牙线是这些工具中效果最理想的。它具有弹性,体积很小,很容易清洁牙齿之间的邻面。对于黏附在牙齿上或者在磨牙上的食物残渣,用牙刷就可以轻松搞定。将牙线放于两牙之间轻轻加压,牙线越过两牙接触点将塞在牙里的食物挤出,这样一来,就不会轻易伤害牙龈。

牙线和牙签有哪些区别？

见图 3-2。

牙签	牙线
(1) 牙签头表面硬而光滑，不能随牙缝表面而弯曲，因此很多地方清洁不到	(1) 牙线质地柔软，可顺着牙缝的形状弯曲，能全面清洁牙缝，最大限度地预防牙病
(2) 牙签仅适于剔除前排门牙缝隙的残渣，而对于后牙，常常造成剔除困难	(2) 前牙后牙的牙缝，牙线都可以清洁
(3) 牙签对于牙缝很小的齿缝嵌塞很难剔除干净	(3) 牙线容易进入窄小的牙缝，有效地清洁牙齿
(4) 牙签易导致牙缝加宽，从而使食物纤维和残渣更易嵌塞，产生恶性循环	(4) 牙线的形状是扁形的，不会造成牙缝扩大
(5) 牙签质地坚硬，会造成在牙缝产生磨损，加速这部分牙质的龋蚀速度，从而大大缩短牙齿的寿命	(5) 牙线质地柔软，不会对牙齿造成磨损，对牙齿起到有效的保护作用

图 3-2　牙签和牙线的区别

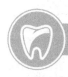 **您会用牙线吗？**

正确使用牙线的方法（图 3-3）是：

取一段约 20 厘米长的牙线，分别缠绕双手的中指，拉紧。用拇指和食指指腹控制牙线。把牙线放在两颗牙齿之间的牙缝，向牙龈方向轻柔地施加压力，左右拉动牙线，使牙

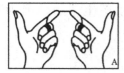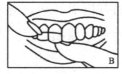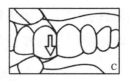

图 3-3　牙线的正确使用方法

线顺利滑入牙间隙。切忌使用暴力把牙线压进牙间隙，暴力可能会损伤牙龈、牙乳头。

牙线进入牙间隙后分别向口内、口外压紧牙线，左右拉动牙线，轻柔地上下彻底清洁前、后牙齿的邻面。然后向咬合面把牙线提拉出来。重复以上步骤，直到清洁好每一个牙邻面。

每天饭后大约用 10 分钟时间认真清洁好您的每一颗牙齿，配合正确的刷牙方法、使用漱口护理液，将会非常有效地防止龋齿和牙结石，预防牙周炎。

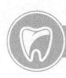 **使用牙线有哪些注意事项?**

（1）合适的年龄：大多数国外专家建议在大多数恒牙萌出后（大约 12 岁），就应该使用牙线。

（2）合适的时间：对大多数人来说每日使用一次牙线就够了，使用的最佳时机推荐在晚餐后睡觉前。刷牙前或刷牙后都可以用牙线，一定要做到的是使用牙线后应漱口，将脱落的碎屑冲洗出。

（3）出血处理：第一次使用牙线时，有些人可能会出现牙龈出血，只要方法正确，持续几天，一旦菌斑清除，出血现象就会停止。如果仍有出血，建议寻求医生帮助，因为不正确地使用牙线亦会导致牙龈损伤。

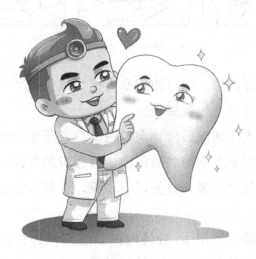

（顾亚亚　常州市第三人民医院口腔科）

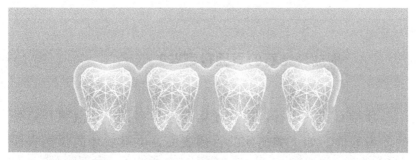

第四章　牙结石——口腔中的"大恶魔"

说到牙结石，很多人可能不甚了解，以为只有在人体内部如胆囊、肾脏、肠道、涎腺等区域才会形成结石，殊不知牙齿上结石其实更为常见。正是由于人们对牙结石的存在没有引起足够重视，其潜在危害也没有被人们所察觉。直到它引起龋病和牙周病等口腔疾病并引发严重后果，人们才开始重视自己的口腔健康。牙结石是口腔中的"大恶魔"，是牙周病的罪魁祸首，毁掉牙齿的"最大杀手"，必须积极清除。

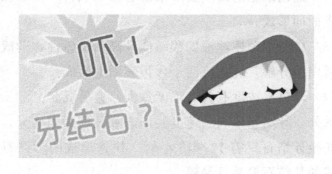

形成牙结石的原因有哪些?

牙结石又称牙石，俗称牙垢，通常存在于唾液腺开口处的牙齿表面。如下颚前牙的舌侧表面，上颚后牙的颊侧表面和牙齿的颈部等牙齿表面。牙结石最开始是口腔里的细菌团块附着在牙齿表面形成牙菌斑，加上食物残渣等混合成软垢，通过逐渐钙化变硬。它是由 75％ 的磷酸钙，15％～25％ 的水、有机物、磷酸锰、碳酸钙及微量的钾、钠、铁和大量的细菌所构成。牙结石通常呈现出黄色、棕色或黑色等，有的与自然牙颜色相近，有的则明显可见差异。1 克牙结石里含有 1 亿左右细菌，在不洁口腔中的 1 克牙结石细菌含量高达 10 亿个。

牙结石形成的原因来自很多方面，主要有以下几点推论。

（1）唾液中的二氧化碳浓度降低，促使无机盐沉淀于牙齿表面上。

（2）退化细胞的磷酸盐酵素使有机磷水解产生磷沉淀于牙齿表面而形成。

（3）由于细菌使唾液的酸碱值升高而呈碱性，造成唾液中的蛋白质分解，钙盐沉淀于牙齿表面上而成。

（4）与口水浓度有关，浓度愈大，愈易沉淀。

另外，牙结石形成的速度、形态和硬度因人而异，一般来说新生牙结石只需 12～15 小时。快速形成的牙结石比慢慢形成的牙结石要软且易碎。

牙结石的危害有哪些?

　　牙结石一旦钙化，就等同于在口腔中落地生根，建立了生存的基地。但这位"大恶魔"并不会就此止步，而是继续开枝散叶、呼朋引伴，随着时间的推移牙结石越积越多、越积越厚，并逐渐向牙颈部位发展，形成更为隐形也更为可怕的龈下结石。

　　牙结石从牙冠逐渐向下蔓延，牙结石每多积一些，牙槽骨就萎缩一些，久而久之，牙齿就逐渐松动，牙结石便"见缝插针"，逐渐蔓延到牙根部位。对口腔而言，结石是一种异物，它的存在本身就会不断刺激牙周组织并压迫牙龈，影响口腔局部血液循环，造成牙周组织病菌感染，引起牙龈发炎萎缩，形成牙周袋。当牙周袋形成后，食物残渣、牙菌斑和结石等更易堆积，进一步破坏更深处的牙周膜。如此不断的恶性循环，牙龈出血、牙周疾病等随之而来，最终牙周支持组织被破坏殆尽。总而言之，如不能及时清除牙结石，被牙结石缠上的牙齿最终逃脱不了溃烂脱落的命运。

　　作为口腔健康的一级杀手，牙结石的存在不容忽视。值得注意的是，在牙结石形成之初由于硬度较小，使用口腔清洁或刷牙等方法往往较容易清除，而随着日积月累的钙化，牙结石在口腔中紧密附着，普通的刷牙或口腔清洁方法便难以将其去除了。

牙结石的清除方法有哪些?

经过钙化的牙结石难以通过刷牙等传统方式清洁，但口腔洁治可以做到，也就是通常说的洗牙。洗牙有手工刮治和超声洁治两种，目前大部分医院和诊所采用的是超声洁牙。手工刮治通过比较精细的龈下刮治器刮除牙齿上附着的牙石和菌斑。而超声洁牙机则通过高频率震荡传导至特制工作尖，将能量集中在工作尖并释放，对顽固坚硬的牙结石产生较大的冲击力，并将其震碎，使其从附着的牙面脱落。同时，超声震荡产生的水雾将环绕在工作尖的周围，将牙结石的碎屑冲洗干净。

两种方法都可以去除牙结石，但相比传统手工洁牙，超声洁牙更加高效，同时更加舒适无痛。特别是针对肉眼不可见的龈下牙结石、牙菌斑等的去除，超声洁牙效率更胜一筹。

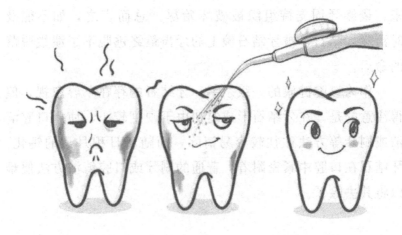

牙结石的日常预防有哪些?

（1）养成良好的口腔卫生习惯：坚持刷牙，至少每天两次，每次 3 分钟。刷牙是预防牙结石形成的一种简便而又行之有效的方法。牙结石的沉积是由少到多，逐渐形成的。经常刷牙可将刚刚开始沉积于牙面的牙垢、牙结石及时刷掉，防患于未然。推荐选用软毛牙刷，选择合适的牙膏。

（2）口腔健康检查：每半年进行一次全面的口腔健康检查，以便及时发现与定位牙结石，尽早通过专业口腔洁治将其清除。

（3）少吃精细的食物：如饼干、蛋糕等，精细食物黏稠性大、糖分高、极易沉积于牙面，不仅容易形成牙结石，还会造成龋齿。

（4）定期洗牙：建议每年 1～2 次。

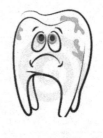

　　温馨提醒：牙结石危害巨大、去除的难度也很大。需要注意的是，由于洗牙后牙齿表面会变得比较粗糙（去除了大部分牙结石、菌斑），如果不注意养成良好的口腔卫生习惯，即使彻底洁治后，牙结石仍较容易再次沉积在牙齿表面，卷土重来。因此，对抗这位危害口腔健康的"大恶魔"，我们必须保持打持久战的心态，不可掉以轻心，同时注意养成良好的口腔卫生习惯，让牙结石"无处安放"。

（刘思逸　常州市口腔医院牙体牙髓科）

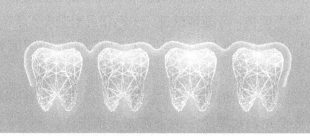

第五章　聊聊洗牙洁齿、牙齿美白美容

一、洗牙洁齿

 为什么要洗牙?

首先问大家一个问题：我们为什么要刷牙？

为了清新口气？为了清除食物残渣？都对。但是这些都不是最主要的。其实，我们刷牙主要作用在于去除和干扰牙菌斑的形成。而牙菌斑就是引起蛀牙、牙结石、牙龈炎、牙周炎的罪魁祸首。

牙菌斑就是指黏附在牙齿表面或口腔其他软组织上的微生物群。它是由口腔内剩余食物残渣与细菌反应形成的，而且，肉眼一般是看不见的。此外，牙菌斑黏附在牙面上，所以不易被水冲去或者漱掉，只能由机械方法清除。然而，敌人太狡猾，即使我们再努力地刷牙，仍然有些顽固分子躲在隐蔽的角落发展壮大，稍不留神，牙菌斑就进一步钙化沉积变成了牙结石。

所以，牙结石怎么清除呢？这就回到了我们下面要讨论的话题——洗牙。

牙医总是苦苦劝诫患者要定期洗牙，可总是有些人抱着"我为什么要花钱找罪受"的心态来看待洗牙。

洗牙有必要吗？

刷牙，只能清除牙齿和舌苔表面的食物残渣、菌斑；牙线，只能清除齿缝深处的刷牙无法刷到的菌斑。但是，就算你刷牙刷得特别认真、牙线用得超勤快，总也阻止不了有些顽固牙菌斑躲在隐蔽的角落并暗暗壮大，沉淀钙化变成牙结石，威胁牙周健康。

对从未洗过牙的人群，牙结石存在在所难免，单纯依靠牙刷或牙线是无法去除牙结石的。

而牙结石对牙齿的伤害深远。牙龈积蓄着大量细菌毒素，引起牙周炎症、牙龈水肿、牙龈出血，最终导致牙龈萎缩，牙齿松动脱落。

所以为了保护牙齿，建议每年去找牙医洗牙两次。

洗牙对牙齿的保健意义重大，经过洗牙能有效清除牙结

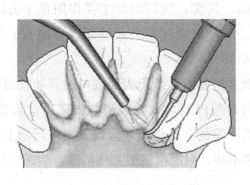

石、清洁烟渍茶渍、软垢牙菌斑，预防缓解牙周炎症和牙龈出血现象，让牙齿和牙龈恢复健康。

另外，在洗牙过程中可以提前发现牙齿问题，能够及时重视及治疗，相当于顺便进行了一次口腔体检。

（1）有助于预防牙周疾病：不经常洗牙有可能患牙周疾病。牙周疾病是一种牙周组织的感染性疾病，会使您的牙齿松动，是导致成年人牙齿脱落的元凶。如果早期诊断，牙周病可以治愈。如果没有得到治疗，将会导致更严重的问题。定期地洗牙和检查，可以有效防止牙周疾病。

（2）有助于预防口腔癌：根据口腔癌基金会的统计，仅在美国，每小时都有人死于口腔癌。如果您经常洗牙来保持牙齿的清洁，牙医也会帮你做口腔癌的检测，因为越早发现，治疗会越有效。

（3）有助于维持身体健康：最近的研究表明，不经常洗牙导致口腔卫生不良可能会诱发心脏病发作和脑卒中。每6个月做一次洗牙有助于保持您的牙齿和牙龈健康，并可能降低您患心脏病和脑卒中的风险。

（4）有助于保持良好的口腔卫生：洗牙，将有助于确保您维护良好的口腔健康，与牙科检查有着异曲同工之妙。如果您的牙齿成长脱离了正轨，那么洗牙可以帮助你重新回到正确的道路。

（5）有助于较早发现牙病问题：牙医会在洗牙的过程中发现任何牙科疾病的早期迹象，无论是您的牙齿还是牙龈。如果通过洗牙及早发现了蛀牙，牙病很容易就可以治愈。如果您没有洗牙的习惯，那么当这些问题恶化后再去治疗，到最后拔牙可能会成为唯一的治疗选择。

（6）有助于消除口臭：牙科研究表明，不洗牙的人中大约有百分之八十五的人患有口臭。良好的口腔卫生是预防口臭必不可少的第一步。而洗牙则是消除口臭的最佳途径。

洗牙的方法有哪些？

洗牙方式主要有：超声波洗牙、喷砂洗牙和牙齿抛光。超声洗牙是采用超声洗牙机发出的超声波震动，使牙结石松动，再使用刮治器去除牙结石。超声洗牙主要是去除牙结石。超声洗牙很难去除的牙齿的窝沟裂隙或牙间隙中的烟斑、茶斑等，这时就要采用喷砂洗牙的方法。喷砂洗牙是用高压气流把一种固体的盐类喷到牙齿表面，去除牙齿表面和缝隙的污渍，盐类到嘴里就溶化了。一般在超声洗牙以后再做喷砂洗牙，效果显著。

牙齿抛光是使用抛光膏把牙齿表面磨得更光滑，并且不容易再附着脏东西。

三种洗牙方式有着不同功能，每个人根据自己的情况可以三项都做，也可以只做其中一、两项。

洗牙会不会磨损牙齿？

当然不会！洗牙是指利用超声波高频率震荡来击碎牙结石，然后水雾冲洗，所以不会对牙齿造成任何磨损和

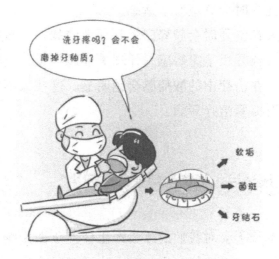

你可能幻想中洗牙是牙医用工具刮掉牙结石？呵呵哒，这样医生洗完牙可能要累倒在工作台上。声波洁牙头表面是光滑圆顿的，通过超声波震动和水雾冲洗来清除牙结石，不会磨掉你宝贵的牙齿，牙齿组织也不会受到损伤

伤害。

　　牙齿表面釉质是钙化程度超高的坚硬组织，其硬度仅次于金刚石。洗牙所采用的震荡冲击的力度是不会对牙齿有磨损的。

 ## 洗牙时痛不痛？

　　健康的牙齿洗牙时是不会痛的，但是牙结石最易生长的地方就是那些不易清洁的位置，比如牙釉质和敏感的牙根的

交界处，洗牙时会有短暂不适感。

有些人在洗牙时会频繁感觉到牙齿酸软，这是因为牙周有了炎症导致牙根暴露敏感。牙周炎症越严重，牙根暴露可能越明显，在治疗中的酸痛感会越明显。这些人不但要主动洗牙更需要抓紧治疗牙病。

 洗牙后，牙齿酸痛是怎么回事？

洗牙本身不会对我们的牙齿产生任何负面影响，但如果牙结石比较严重，洗掉之后一时无法适应，洗牙后几天里牙齿接触了忽冷忽热的食物刺激，都会导致牙齿敏感。这是正常现象，三天左右这种感觉就会自动消退。

 洗牙后，牙缝会变大、牙齿会松动吗？

有这样的感觉，多半也是因为你洗牙次数少了。长期留存的牙结石会不断刺激牙龈导致萎缩。当牙结石还在时你感觉不明显，当洗牙后牙结石被清理掉，牙龈肿胀和炎症消退，就会感觉像是牙齿松动了。这种松动不是洗牙洗出来的，而是牙结石破坏牙周的结果。而洗牙反而可以有效预防和治疗牙周炎，防止牙齿松动、脱落。

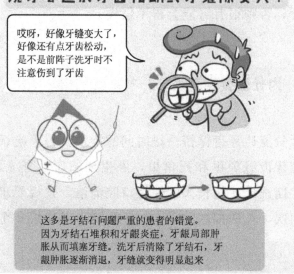

洗牙会造成牙齿松动或牙缝隙变大？

哎呀，好像牙缝变大了，好像还有点牙齿松动，是不是前阵子洗牙时不注意伤到了牙齿

这多是牙结石问题严重的患者的错觉。因为牙结石堆积和牙龈炎症，牙龈局部肿胀从而填塞牙缝。洗牙后清除了牙结石，牙龈肿胀逐渐消退，牙缝就变得明显起来

洗牙会造成牙龈出血吗？

　　造成牙龈出血的主要原因是牙结石刺激牙龈，导致牙龈炎引发的，包括洗牙过程出血，是因为牙周存在炎症，而不是洗牙导致出血。定期洗牙牙龈就会恢复健康，以后刷牙就不会出血了。

洗一次牙要多少钱？

　　洗牙的价格要看你所在的城市以及选择的诊所，虽然各地的价格可能不大相同，目前一般都在 150～500 元。请一

定到正规专业的医疗机构，不要图便宜去一些不正规的牙科诊所洗牙，否则很有可能会得不偿失。

 为什么要定期洗牙?

洗牙只能让牙齿保持一段时间的清洁。每天吃饭都会有残渣留在牙齿缝隙里和死角里，滋生牙菌斑，变成牙结石。所以，定期洗牙才能长久的保持口腔清洁。常规要求每年至少洗牙两次，长期抽烟的人士、牙周病患者建议 3 个月洗一次牙。

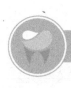 **每天刷牙，还要洗牙吗?**

当然需要。因为就算你刷牙刷得再干净，仍然会有软垢躲藏在隐蔽角落无法清理干净。久而久之，含有大量细菌的软垢和唾液中矿物质结合逐渐变硬成为牙结石。

刷牙能刷掉食物残渣和软垢，但是刷不走牙结石，不能替代洗牙的作用。

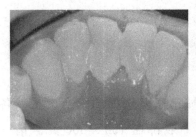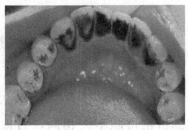

洗牙可以清除口腔异味吗?

口腔异味原因多种，比如吃了大蒜等有味道的食物，牙齿有蛀牙、牙结石、舌苔厚腻、肠胃消化不良等问题。洗牙可去除牙周问题引起的口腔异味。口腔异味的一大原因就是隐藏在牙缝和死角里的食物残渣残留时间过长发酵产生的。洗牙能彻底清洁牙齿，包括牙结石和因食物残渣发酵产生的异味。

洗一次牙要花多长时间?

全口洗牙完整的流程下来需要 30 分钟到 1 个小时左右。按照口腔的情况不同，时间也会有长有短，牙结石多者就可能得久一点，牙结石少的就会快一点。

哪些人不适合洗牙?

（1）女性经期与孕前期（妊娠头 3 个月）不宜洗牙。

（2）使用心脏人工起搏器的患者禁止进行超声洁牙，以避免因干扰起搏器的工作而造成患者心律失常等症状。

（3）患有活动性心绞痛、半年内发作过心肌梗死以及未能有效控制的高血压和心力衰竭等患者不宜接受常规洗牙治疗。

（4）患有某些急性传染病的患者，如急性肝炎活动期、结核病等患者，也应等疾病稳定后，才可到医院进行洗牙。

（5）患有各种出血性疾病，如血小板减少症、白血病等患者，必须慎重选择洗牙的时间，可预先适量服用促凝血药物，加快凝血速度，以免洗牙后出血不止。

 洗牙可以治疗口腔疾病吗？

洗牙是牙龈炎的主要治疗方法，也是牙周炎治疗的第一步。患有牙周炎的人，牙齿颈部上下几乎都堆有大量的牙结石，这些牙结石堆在牙龈上就会对牙龈产生刺激，造成牙龈发炎出血和萎缩。

医生通过洗牙来清除这些牙龈上的牙结石，治疗牙龈炎、牙周炎。如果牙结石特别多，还需要进行牙龈下刮治与翻瓣手术等。

 补过的牙，还可以洗牙吗？

有蛀牙和洗牙没什么关系，但洗牙并不能治疗蛀牙，所以洗完牙还是需要去治疗蛀牙。补过牙也可以洗牙。

洗牙后牙龈还能长回去吗?

牙龈萎缩是不可逆的。对牙龈萎缩还没有什么特别有效的治疗方式,只能靠日常维护。如果是很轻微的萎缩,经过治疗可能会恢复;但如果是严重的牙龈萎缩,是无法修复的。

 洗牙和刮治有区别吗?

我们日常所说的洗牙是指牙龈上洁牙。洗牙一般是针对牙龈上部的牙结石和菌斑,而对牙龈下、牙周袋内的结石,需要刮治才能解决问题。一旦出现了牙周疾病,牙周袋形成之后就会慢慢加深,牙结石就会慢慢向牙龈下堆积,这时候就需要刮治,否则牙周病越来越严重,牙齿会越来越松动。

 洗牙后一定要抛光吗?

洗牙后抛光就像洗车后打蜡一样,超声洗牙后牙面有细微粗糙感,这样会容易聚集色素渍和牙结石,通过抛光后可以使牙齿更光亮,牙面更光滑,从而减缓牙结石的附着,又可减少洗牙后的牙齿敏感,而且也给洗牙患者更多的舒适感。

如果想拔牙，是先拔牙还是先洗牙？

应该先洗牙再拔牙，因为洗牙可以把牙周的细菌及软垢清除掉，以免感染拔牙创口。洗完后一周左右再拔牙为宜。

洗牙等于牙齿美白吗？

在这之前多说一句，不少人误认为洗牙可以美白，但其实洗牙并没有明显的牙齿美白功效，主要功效是去掉牙结石和保持牙龈健康，把脏东西清除后让牙齿恢复原来的牙色。

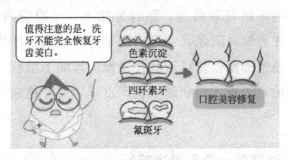

值得注意的是，洗牙不能完全恢复牙齿美白。

色素沉淀　四环素牙　氟斑牙　→　口腔美容修复

如果您有吸烟、喝茶、喝咖啡的习惯，那么定期洗牙可以清洁牙齿表面的着色以及日常积累的牙结石，清洁后牙齿看起来会更洁白。但是不少人依旧有认识上的误区，认为只要洗完牙，牙齿就一定能美白。洗牙是给牙齿洗澡，相当于彻底清洁牙齿，其

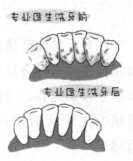

专业医生洗牙前

专业医生洗牙后

根本目的是护齿，并不能美白牙齿。

二、牙齿美白美容

 什么是冷光美白？

（1）定义：冷光美白是一项正流行于欧美的最新牙齿美白技术，它不仅可以去除牙齿表面的色素沉积，同时可进入牙齿深层达到脱色的效果。操作过程仅需三十分钟，无副作用，美白效果可维持两年以上。对于一般的色素牙，通过冷光美白都能取得非常不错的效果。

由于牙齿美白所用漂白剂的浓度比较高，漂白剂对口腔软组织有腐蚀性。因此需要有资质的牙医来操作，不然会导致口腔溃疡、牙龈萎缩等问题。

（2）美白原理：通过化学反应可以去除牙齿较深层的色素，而且因为对牙齿的结构没有任何损伤，是美白效果最好的无创方式。

（3）适合的人群：先天牙齿较黄、轻度氟斑牙等人群。

（4）维持时间：牙齿漂白的效果能持续 2 年左右，如果感到牙齿的颜色又恢复，可以再次进行漂白。

（5）美白的流程：①牙面处理→②防护→③保护剂→④调和漂白剂→⑤涂布→⑥照射→⑦8 分钟后去除→⑧去除牙龈保护→⑨对照比色归像存档。

什么是瓷贴面?

瓷贴面类似"美瞳"镜片,主要是通过薄薄的一层贴在牙齿上,来改善牙齿的颜色,达到十分自然的效果。

做瓷贴面时,只需要磨除 0.3~0.8 毫米的牙齿。

(1) 适合的人群:牙齿的颜色较深,比如四环素牙、中重度的氟斑牙,以及无法通过牙齿漂白这样无创的方式来改善的人群。

(2) 维持时间:瓷贴面的寿命在 20 年左右,根据不同使用者耗损程度不同略有差异。

(3) 颜色选择:作为黄种人,十分白的色号可能会显得很突兀,所以选一个稍微自然偏白的颜色就好啦。

什么是瓷冠?

在牙上套一个仿生的牙冠,首先要适度制备牙齿,然后取牙齿印模,最后在原牙外戴上整齐洁白的全瓷冠来保护原牙。

适于牙齿颜色过深的色素牙、牙齿形状严重缺陷、畸形牙的患者。

可以选择全瓷冠或烤瓷冠。全瓷冠不含有金属,能够完全模拟牙齿的通透性,类似真牙。而烤瓷冠里面有金属结构，颜色相对不那么透明。因此追求自然感的患者不建议考虑烤瓷冠。

（周羽洁 四川大学华西口腔医学院）

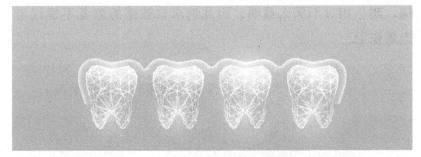

第六章　口腔科影像学检查

 为什么要拍摄 X 线牙片？

口腔科常需要拍摄牙片，它在口腔疾病的治疗前、治疗中和治疗后都有助于诊断和治疗。治疗前有助于发现病变；治疗中可用插针照相方法了解扩根情况等；治疗后观察疗效等。

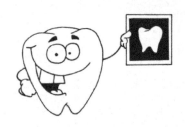

 看牙拍摄 X 线片会伤身吗？

临床上，利用牙片对牙齿硬组织病变、牙髓病变、尖周病变及牙周病进行诊断。然而牙片拍摄的辐射往往会引发一些患者的担忧和疑虑，担心会影响身体健康。那么一张牙片的辐射剂量是多少，是否会影响身体健康，有什么防护措施呢？

事实上牙片的辐射剂量很小，对人体的照射量几乎可以忽略不计。对甲状腺的辐射以曲面断层平均约74毫戈瑞为例，口腔拍片辐射仅为颈椎检查时甲状腺照射剂量的1%，腹部平片对性腺的辐射剂量女性为1.07毫戈瑞，男性为0.08毫戈瑞，牙片的辐射剂量均小于0.05毫戈瑞，较之相对较低。一套全口20张牙片检查的放射剂量比1张胸片的辐射剂量还要低，同样低于胃肠道钡餐检查辐射剂量的1%。所以牙科X线照射是在安全范围内进行的。

尽管拍摄牙片的辐射剂量不大，为了更好地保障患者身体健康，还是需要穿戴防辐射装备，如铅衣、铅帽、铅围脖等，它们能有效隔绝大部分辐射，起到很好的防护作用。

 牙科常用的X线检查方法有哪些?

牙科最常拍摄的X线片，包括根尖片、咬合片、全景X线片，另外还有牙科3D电脑断层扫描（口腔CT）。

 口腔科常用影像学检查的辐射剂量如何?

辐射剂量分别为以下几种。

根尖片：约 5 微西弗。

咬合片：5～7 微西弗。

全景 X 光片：15～25 微西弗。

牙科 3D 电脑断层扫描（口腔 CT）：视照射的模式而定，30～120 微西弗。

 什么时候需要做口腔 X 线、 CT 检查?

到牙科看诊，常见目的一是洗牙，二是检查，三是治疗。什么情况下，医生会安排患者做 X 线检查？专家回答是，根据口内的情况，若怀疑有肉眼无法确认的牙科问题，或复杂的拔牙，就需拍牙科的 X 线片。种植牙，牙列不齐矫正，牙槽骨、颌面部有肿瘤，需要拍口腔 CT 来全面性地确认问题，给予患者设计合适的治疗方案。

口腔 CT 的优点是可以看到比全景 X 线片更大范围、更多角度的影像。举例来说下颚的智齿，牙根有时会比较深，有可能会邻近下颚牙槽神经，在拔除前，若能先行口腔 CT 检查，就可以知道下颚智齿跟下颚牙槽神经间，在三维空间前后左右的对应关系，这样就能够较为精准地判断智齿的位置和情况。在种植牙手术前，也会运用到口腔 CT 来作手术前的评估。

 金属假牙对 MRI 检查有影响吗?

磁共振成像具有高对比度、无骨伪影、任意方位断层等优点，在头颈外科、神经外科和口腔颌面外科中发挥着不可替代的作用。但口腔内的金属修复体，在核磁共振检查时，会影响到颅脑、颈部、面部、内耳等部位。那么口腔内的各种金属修复材料对核磁共振的影响到底有多大？专业地讲，金属材料引起的伪影分为铁磁性金属伪影和非铁磁性金属伪影，产生伪影的大小与金属材料的磁化率及磁场强度相关，磁化率越大、磁场强度越高，产生的伪影越大。

（1）不同的金属对核磁共振的影响不同：研究表明，在相同成像序列中，纯钛无影响，金合金的影响最小，软质钴铬合金次之，硬质钴铬合金最大。不同成像序列下，同一种金属产生的伪影也不一样。推荐口腔固定修复只能使用金属冠桥时，优先选择纯钛或贵金属牙冠，必须选择钴铬合金牙冠时，请提前请核磁共振检查医师选择合理的成像序列（选择自旋回波序列，避免使用平面回波序列）。

（2）银汞合金补牙：银汞合金是一种合金材料，是一种久远而经典的补牙材料。虽然其对核磁共振的影响较小，属于可接受的范围，但是为尽量减小或避免伪影的形成，还是建议患者选用非金属材料修复如复合树脂补牙。

（3）口腔种植牙：因为绝大多数种植牙的原料是纯钛，钛具有良好的物理性能和化学性能。钛金属无磁性，纯钛假牙在磁场中不会被磁化，因此不会影响头颅核磁共振检查。

综上所述，金、铂合金、银、银汞合金等对于核磁共振的影响极小；纯钛产生的伪影也比较小；钴铬合金、镍铬合金则对核磁共振具有较大的影响。

同时，金属修复体在口内的位置、大小等也对核磁共振伪影有不同影响。伪影大小是金属冠桥近远中径的 2 倍，是其颊舌径的 4 倍。

因此，建议口腔固定修复时，应优先考虑全瓷修复，不得不使用金属冠桥时，则优先考虑贵金属（金合金、铂合金等），其次是纯钛金属，再次是含钛合金，最后才是钴铬、镍铬合金。即使选择贵金属，仍要以个别单冠为宜，避免多单位的冠桥修复。

（俞胜男　常州市第一人民医院放射科）

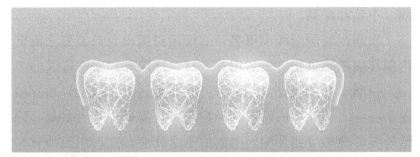

第七章 牙齿的常见疾病

  什么是龋病?

　　龋病,它是一种很常见的牙体硬组织疾病。龋病是一个历史悠久的口腔疾病。我国古人、亚述人和巴比伦人都认为龋齿是由于牙齿被虫子腐蚀而造成的。这是限于当时的条件所造成的错误认识。自公元前 2 世纪至现代对龋齿的认识有很多学说,有化学细菌学说、蛋白分解学说、蛋白分解-螯合学说、糖原学说、四联因素论等。目前公认的多为四联因素论。它指出龋齿的发病与细菌、食物、宿主和时间四大因素有关,按龋病在牙齿上发生的部位可以分为邻面龋和窝沟龋。

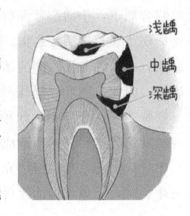

　　按龋洞的深浅又分为:浅

龋、中龋和深龋。

浅龋因蛀洞较浅而得名，治疗相对简单，只需要去除洞内龋坏腐败感染物，然后用补牙材料充填补起来就可以。

中龋、深龋相比浅龋洞深一些，到达牙本质层，治疗稍复杂一些。去除洞内腐败感染物之后，需要先进行垫底，隔绝外界冷热传导到牙神经引起的不适反应，然后用充填材料补起来。

餐间吃甜食最容易导致龋齿。吃甜食的频率对龋齿的发生比吃甜食的量更重要，甜食在口腔内停留的时间越长，龋坏的可能性越大。致龋力：液体小于固体，非黏性小于黏性。

 非龋性疾病有哪些？

（1）楔状缺损：牙颈部发生凹陷性缺损，或牙齿上出现了一条很深的沟。这些缺损类似于楔子形，所以称为楔状缺损。这些缺损常见于前磨牙或前牙。发生楔状缺损的原因，可以综合如下：①前磨牙和前牙位于牙弓突出的区域，很容易受损伤，如长期刷牙磨损，可形成楔状缺损。②与酸性物质腐蚀有关。③与牙颈部的结构有关。前磨牙位于牙弓的突出区域，因此，刷牙时损伤较严重。牙龈沟内酸性渗出物，唇、颊腺的酸性分泌物、牙釉质与牙骨质邻接不好等原因，最容易发生牙本质外露而造成楔状损伤。

楔状缺损的治疗多采用充填方法，重度楔形缺损出现牙髓炎症状时，需做牙髓治疗后再充填缺损。楔形缺损的预防是改变刷牙方法，纠正横向刷牙，提倡巴氏刷牙法刷牙。选择牙刷以刷毛硬度适中的牙刷为宜。

（2）牙齿过敏症：牙齿过敏症俗称"倒牙"。易过敏的牙齿不能接触冷、热、酸、甜性食物；严重过敏时，还不能咀嚼较硬的食物。过敏的牙齿可以是一个牙或多个牙，可以是一侧磨牙，也可以是两侧牙齿。一般发生在磨牙的咬合面、前磨牙或前牙的牙颈部和下前牙的切缘。临床资料证明，发生咬合面和切缘过敏与咀嚼食物和切割食物有关；牙颈部过敏与刷牙刺激有关。发生咬合面过敏的原因是：①与咀嚼习惯有关，习惯于单侧咀嚼食物，使该侧牙齿磨耗较多。②与饮食种类有关，如喜欢吃比较硬的食物，如油炸类、烤焙类、油煎类等食物。

对牙齿过敏的治疗称为牙齿脱敏疗法。具有脱敏作用的药物有氟化钠甘油液、硝酸银、麝香草酚、甲醛甲酚（F.C）等。市场上销售的牙膏种类很多，如脱敏牙膏或防酸牙膏等。家庭生活中具有脱敏作用的食物有生大蒜、生茶叶、生核桃皮等。使用以上脱敏药物或食物既方便、经济，又可达到效果。

（3）四环素牙：四环素类药物属广谱抗生素，曾广泛用于临床。1950年，人们发现四环素类药物可使牙着色，并导致牙釉质发育不全。在少儿期牙齿处在生长发育的矿化期，四环素分子可与牙体组织内的钙结合，形成极稳定的螯合物，沉积于牙体组织中，使牙着色。由于羟基磷灰石晶体的表面积在牙本质中远大于在牙釉质，因此着色主要发生在牙本质中。着色牙齿初呈黄色，在阳光照射下呈现黄色荧光，之后颜色逐渐加深。由于阳光的催化作用，切牙唇面首先变暗，而后在较长的时间内保持黄色。不同种类的四环素类药物可使牙齿染上不同颜色，例如地美环素（去甲金毒素）使牙齿呈黄色，金霉素使牙呈灰棕色，土霉素使牙齿呈浅黄色。因此恒牙替换牙前，牙齿处于生长钙化期，应避免使用四环素、土霉素类药物。

四环素牙

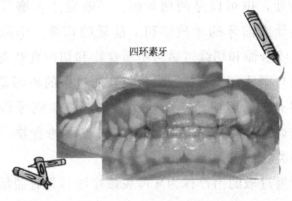

（4）氟斑牙：又称斑釉，与饮用水中氟含量过高有关。严重影响健康、美观，对患者造成了心理上的负担和伤害。

氟本身对牙齿具有双重作用。饮用水中氟含量过高产生氟斑牙，过低则形成龋齿，当饮水含氟量为 1×10^{-6} 时，既有防龋作用，又不致形成氟斑牙。

（5）牙髓炎：牙髓炎多由感染引起，主要感染源来自深龋，其主要症状表现为难以忍受的疼痛，冷热酸甜均会刺激疼痛加剧。

（6）根尖周病：根尖周病是指根尖周围组织的炎性病变。多由于牙髓病继发所引起。此外，过深的牙周袋也可引起根尖周炎。临床上一般分为急性根尖周炎和慢性根尖周炎两类。牙齿多表现为死髓牙、变色，对温度刺激无感觉，持续性钝痛，叩击痛明显，咀嚼疼痛，有牙浮动感或牙齿松动。颌下区淋巴结肿大且有压痛，全身症状可有发热，牙X线片可见根尖骨质破坏。

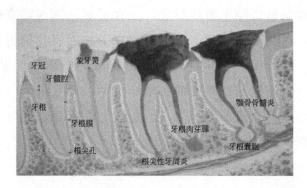

龋病引起的根尖周炎

（7）牙周组织疾病：牙周组织是牙齿的支持组织，包括牙龈、牙周韧带和牙槽骨。它包括牙龈炎和牙周炎两大类。

①牙龈炎（缘龈炎）：牙龈炎是发生于牙龈缘及龈乳头的慢性炎症性疾病，又可分为牙龈炎和牙龈肥大两类。牙龈炎多由牙齿清洁不到位引起，表现为刷牙或咀嚼食物时牙龈出血，龈缘充血呈红色或暗红色，牙龈水肿、光亮，少数病例有自发性出血或口臭。牙龈肥大者主要表现是龈缘及龈乳头肥厚、增大。

②牙周病：一般是由牙龈炎进一步发展而来。a.表现为牙龈炎症病变，主要的临床表现是牙龈发红、探诊时出血。b.牙周袋，牙龈与牙根面失去贴附关系，分离并形成袋状。c.牙槽骨的吸收和破坏。d.牙松动和移位。以上四大症状是牙周病的典型症状。就是日常生活中人们常说的牙齿松动和牙龈出血以及牙石附着、口臭等。引起牙周病的因素很多，全身健康状况差，营养不良，维生素缺乏都与牙周病的

发病有关，而牙齿表面的软垢牙菌斑（细菌团）和牙石，是引起牙周病的主要原因。

牙周病是口腔主要疾病之一，在世界范围内均有较高的患病率，在我国的患病率更居龋病之上。随着我国进入老龄化社会，牙周病，尤其是牙周炎更将成为突出的保健问题。世界卫生组织提出健康人的十项标准中，第8条为"牙齿无洞，无疼痛，牙龈不流血"，要达到此项标准，我国还有很大的差距。

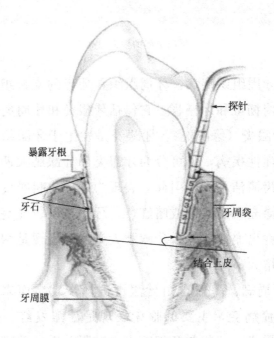

牙周病牙周支持组织示意

（8）食物嵌塞：在日常生活中，有不少人在吃完饭以后，总有些食物容易嵌塞到牙缝里面，感到很不舒服，必须用牙签剔出来才行，尤其是中老年人，几乎每顿饭后都要剔牙。塞牙究竟是不是病？用牙签好不好？要不要治疗呢？

　　食物嵌塞不能算作疾病，而是口腔功能的不协调、咬合关系不良的表现，也是造成牙龈炎的一个主要原因。但是它对牙齿的危害却是很大的，往往因为长期塞牙而易使牙齿移位、松动或脱落，所以不应该忽视不管，应当及时就医，解除嵌塞带来的痛苦及危害。

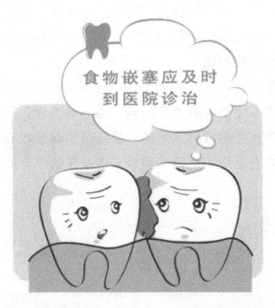

　　嵌塞是由于食物被强大咀嚼压力挤压到牙间隙内，而且多为一些蔬菜纤维或瘦肉纤维等坚韧的物质，能产生很大压挤力量，使人感觉很不舒服，塞挤得很紧，不易取出来，必须用牙签等工具慢慢挑剔才能出来。因其压力很大，长时间嵌塞压挤往往引起牙槽骨的破坏吸收，使牙根逐渐外露，并发生慢性炎症。

　　在正常人口腔中的牙齿排列整齐，牙与牙之间紧密接触，是不会发生塞牙的。到中年以后，由于牙齿磨损太多，和不断地生理萌出移位，或者因各种疾病的侵害，牙齿接触点松弛，就容易发生异物嵌入；有的则因为牙齿磨损，造成咬合压力的不平衡，咀嚼时牙齿向压力较强的方向倾斜，使牙齿的接触不好，食物被压入牙间，不能脱出，并造成嵌塞压力，这是最多见的嵌塞因素，危害也最大，应当及时就医治疗。

以前，临床上解决食物嵌塞的办法不多，现今，随着国内技术水平的发展，牙科的精密工艺，如嵌体、修复套冠等手法可帮您轻松解决。

（9）牙隐裂：牙齿的隐形杀手，是牙科第三大常见病。牙隐裂又称不完全牙裂或牙微裂，常不易发现。隐裂深入到牙齿内部导致牙齿敏感、疼痛，最终可引起牙齿裂开并造成牙缺失。咬合创伤力是诱发因素，应及早治疗并加冠修复。

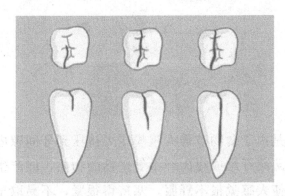

（10）夜磨牙：有些青少年，晚间睡觉时会发出"嘎嘎"的磨牙声，俗称"夜磨牙"。它的危害很大，可导致牙齿磨损，继而产生疼痛症状。长期"夜磨牙"还可能会破坏牙周组织而导致牙龈退缩，牙齿松动移位。夜磨牙患者常会感到颞下颌关节及咀嚼肌的疲劳或疼痛。口垫对夜磨牙患者能起到一定保护作用，但最根本的还是要对因治疗。

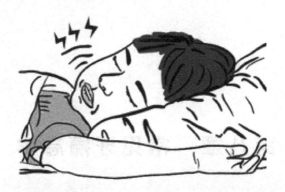

引起夜磨牙的原因很多，其中心理因素与局部因素占有重要地位，情绪紧张是夜磨牙最常见的发病因素。惧怕、愤怒、敌对、抵触及其他情绪因素因种种原因难以及时表现时，就会隐藏在潜意识中，周期性地通过各种方式表达出来，磨牙症就是表现之一。所以消除情绪紧张，形成乐观豁达的心态，能有效预防"磨牙症"的发生。此外，全身性疾病如胃肠道疾病等也可能成为磨牙症的发病因素。积极防治这些原发疾病是治疗"夜磨牙"的关键。

（何旭　复旦大学）

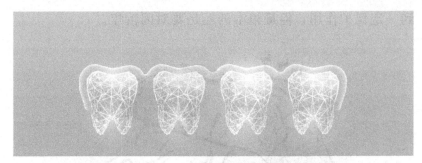

第八章　常见牙痛急诊

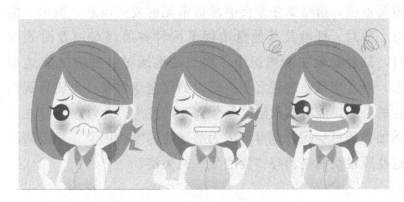

"牙痛"有12种之多！你的属于哪一种？牙齿疼痛，往往是提醒我们开始关注自己牙齿的强烈信号，往往也意味着牙病已经比较严重了。而牙痛的感觉也是五花八门：有酸甜刺激的痛、冷热刺激的痛、剧烈跳动感的痛、咀嚼时的咬合痛等。这些不同的痛意味着牙齿各种不同的疾病。

（1）深龋：冷热刺激可引起一过性疼痛。探诊洞底出现明显的疼痛，提示你该找牙医补牙了，一般直接补上即可缓解。

（2）牙本质过敏：碰到冷水时敏感或倒吸一口气时牙齿有酸痛感，说明出现了牙本质敏感，大多由牙颌面磨耗严重、颈部楔状缺损或牙龈萎缩引起。提示你该去找牙医做脱敏治疗或补牙或做冠套了。

（3）急慢性牙髓炎：疼痛有自发性、阵发性、放射性且不能定位、冷热刺激加重。提示你该请牙医处理病灶牙神经，即根管治疗。

（4）根尖周炎：有可定位的自发性跳痛、咬合痛，不敢用患牙咀嚼食物。提示你的牙根已经出现炎症，牙神经已经大部分坏死，这时只有完善的根管治疗才有可能保住患牙。

（5）牙隐裂：对冷热敏感，突发剧烈疼痛，可能是患上牙隐裂。它是牙科的隐形杀手，表现为牙冠表面非生理性细小裂纹，不易发现，如不及时治疗，最终可导致牙齿折裂。牙隐裂是牙科门诊常见病之一，创伤力是牙隐裂的致裂因素。浅裂纹可作调磨，适当修补，有牙髓炎症状，应做完善的根管治疗，然后做全冠修复。

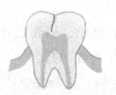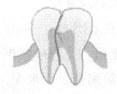

（6）智齿冠周炎：智齿即第三磨牙。智齿周围牙龈红肿，可有咀嚼和吞咽困难，张口受限，下颌淋巴结肿大等症状。处理办法就是消炎后拔除或行切龈手术。

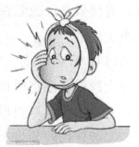

有以下情况之一者，可考虑拔

除。①智齿是倾斜或者水平生长。②冠周经常反复发炎。③无对咬合牙继而伸长者。④与第二磨牙之间经常性嵌塞食物。⑤矫正患者需要消除远中阻力。

（7）干槽症：有近期拔牙历史，拔牙窝内血块腐败，臭味，灰白色假膜覆盖，剧痛等症状。应尽快找牙医刮除腐败物质，进行抗感染治疗。

（8）牙周脓肿：脓肿部位近龈缘，患者一般都有较深的牙周袋，牙齿会出现不同程度的松动，有时伴淋巴结压痛，身体不适等症状。尽快请牙医进行牙周系统治疗。

（9）牙龈乳头炎：临床表现为食物嵌塞、邻面龋齿、不良修复体等原因造成龈乳头红肿。应尽早接受牙周系统治疗。

（10）三叉神经疼痛：阵发性电击样剧痛，每次发作时间不长，有扳机点，一触即痛，白天加重，冷热刺激正常。应请神经外科做射频治疗或三叉神经切除术。

（11）冠心病、高血压引起的牙痛：无法找到牙体病损，有冠心病史和心绞痛史。

（12）非典型牙疼：多由于拔牙、根管治疗后，或患者伴有抑郁或焦虑，此时应找医生对症治疗。

（13）上颌窦炎：无明显牙病，上颌窦区多个牙齿叩击痛，有感冒史、流脓涕和上颌窦炎史，这种情况要请耳鼻喉科医生处理。

（14）牙齿外伤：牙齿外伤后应尽早就诊。①若造成牙齿完全脱位，应将脱位牙齿保存在生理盐水、纯牛奶或者含在舌下唾液中，尽快尽早找牙医就诊，完全可能再植保存牙齿。②若外伤时牙齿折断，应根据是否能够保留而做相应的处理。若不能保留，则拔除后进行假牙修复；若折断后还能保留，则应根据情况决定是否需要进行牙髓治疗，然后再进行冠修复或者桩核冠修复。③若外伤造成牙齿松动还能保留的，应立即进行牙齿固定手术，稳固后再根据情况是否需要进行牙髓治疗。④若造成牙齿不完全脱位，应将牙齿复位后进行牙齿固定手术，待稳固后根据情况是否需要进行牙髓治疗。⑤若外伤造成牙齿无法保留者，应拔除后清理牙槽窝，然后择期进行假牙修复。

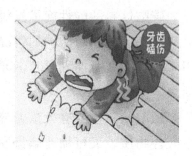

（15）饮料与牙齿——酸蚀症

经常喜欢喝饮料的你是否注意到在门牙颈部开始出现半月形白斑，甚至形成环形缺损；你的牙齿是否遇到冷热酸甜痛，甚至有发黑变色。

如果是，说明你已经患上牙齿酸蚀症啦！什么叫酸蚀症？酸蚀症是指牙齿在没有细菌参与的情况下，主要是受酸性物质侵蚀，导致牙齿硬组织脱矿发生慢性进行性破坏的一种疾病，影响美观和正常社交，同时也影响着牙齿的功能和生活质量。

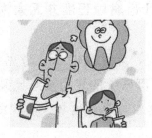

而酸蚀症患者大多拥有一个相同的习惯：嗜好可乐等碳酸饮料。很多人都知道甜食对牙齿的危害很大，鲜为人知的是饮料，尤其是碳酸饮料对牙齿的伤害大。

碳酸饮料中含有大量酸性物

质，这类饮料会让口腔长时间处于酸性状态，对牙齿产生脱矿作用。

然而，碳酸饮料已经深入我们的日常生活，许多青少年嗜好成瘾，将其作为日常饮用水。

碳酸饮料的酸性度虽然极弱，但在长期饮用、摄入量多且频率高又不注意防护的情况下，就会造成累积性的侵蚀作用，特别是儿童期乳牙及恒牙钙化程度较低，很容易被侵蚀损坏。

碳酸饮料中含有大量糖分，糖被口腔中的细菌利用又产生酸性物质，又可加速龋齿发生。

酸蚀症的临床表现往往最初牙齿硬组织无明显实质缺失，仅有感觉牙齿对冷、热、酸、甜等刺激敏感，长此以往逐渐产生牙体实质缺损。

要知道，牙齿侵蚀度是降低一个人的牙齿白度以及健康度的一个重要危险因素，必须引起重视。

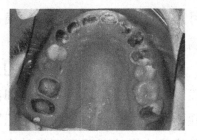

被碳酸侵蚀的牙齿

专家行试验将牙齿浸泡于不同饮料中两周时间，产生了不同程度侵蚀。试验结果：普通含糖汽水与不含糖汽水对牙齿腐蚀程度并无太大差别。

试验中浸泡于某可乐组中的牙齿，牙釉质以2.8毫克/平方厘米的程度溶解，而浸泡在某某可乐中的牙齿甚至比某可乐在相同的时间内溶解得更多，溶解度达到3毫克/平方厘米。

浸泡在橙汁中的牙齿牙釉质硬度下降了84%，并显著提高了其粗糙度。

浸泡在柠檬和青柠汁中的牙齿侵蚀几乎达到电池酸液的程度了。

当然也有饮料对牙齿比较"友善"。比如：矿泉水和啤酒对牙齿的影响最小，其次是红茶和咖啡，浸泡在这些饮料中牙齿侵蚀度均低于0.4毫克/平方厘米。而牛奶则是一种相对安全的饮料，因为它有助于唾液回归到中性的pH值。

因此，为避免"酸蚀症"的发生，建议应做到以下几点：①养成良好的饮食结构，尽量减少饮料的摄入，日常饮用以矿泉水为主，水是对牙齿最好的饮料；②即使不能避免喝碳酸饮料，那也要控制喝的量和频率，最好采用吸管吸的方式喝饮料，这样可以减少饮料与牙齿表面的接触面积；③喝完后漱口以减少碳酸饮料在牙齿表面的残留，饮用饮料后至少半个小时以上再刷牙，避免牙齿硬度变低后刷牙导致二次损伤；④尽量选用含氟牙膏，促进脱矿牙齿的再矿化。⑤对于已经形成的酸蚀损害，应尽快咨询专业口腔医生进一步修复治疗。

（周羽洁　四川大学华西口腔医学院）

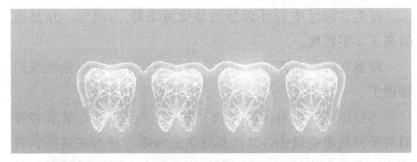

第九章　牙龈萎缩不可逆，好防不好治！

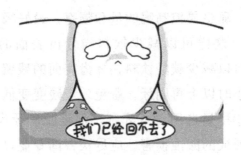

生活中，牙齿经常会出现敏感、松动等症状，很多人会选择一忍再忍，最后忍无可忍只能上医院求诊。或许此时牙医会这样对你说，你的牙龈萎缩了，但没有什么好办法可以改善……

 牙龈萎缩到底是怎么回事？

事实上，牙龈萎缩是牙周疾病的一种症状，严格来说并不能算是一种疾病。

要了解牙龈萎缩，首先得了解牙齿和牙周组织的基本构造。所谓牙周组织，顾名思义即是牙齿周围的组织，负责营养、支撑和保护人们的牙齿，它包含牙龈、牙周膜、牙骨质和牙槽骨四个部分。一般而言，和人们日常口腔情况变化联系紧密的，主要是牙槽骨和牙龈——也就是俗称的"牙肉"。若牙槽骨因年龄、牙周病等原因吸收过多，牙龈便会相应地发生萎缩。其表现就是牙龈退缩，暴露了部分牙根。

牙龈一旦发生退缩，不仅影响病人口腔的美观，而且牙根因为失去牙肉的保护而变得敏感，无法抵御外界的刺激而容易出现酸痛，严重的还将引发牙髓疾病；并且，牙间隙增大，食物嵌塞其中，造成牙龈流血，炎症加重，牙齿根面形成龋坏。

 牙龈萎缩的原因有哪些?

（1）生理性的牙龈萎缩：随着年龄的增加，牙龈有可能出现少量的退缩，多见于老年人。但这种生理性萎缩一般程度较轻，不至于引起严重的炎症和疼痛。

（2）病理性牙龈萎缩：牙结石、牙菌斑在牙龈缘、牙缝间堆积，从而持续释放毒素刺激牙龈，造成牙龈红肿、口臭、牙齿松动等，进而导致牙槽骨退缩，牙肉与牙齿的依附关系丧失，牙龈慢慢萎缩，暴露出牙根。

（3）牙列不齐：牙齿错位也会导致牙龈萎缩。一旦牙齿拥挤了，有些牙齿表面覆盖的牙槽骨变薄或减少；这种情况下，一旦咬东西不得当或饮食习惯不佳，会造成牙槽骨进一步破坏，导致牙龈萎缩。

（4）刷牙暴力、方式不对：刷牙方法不对，用力不当，会刺激牙龈，习惯横着刷牙，往往更容易发生牙龈萎缩，因为横向刷牙是在变向"锯"掉牙槽骨和牙龈。同样，不正确地使用牙签会刺激局部的牙肉和牙槽骨，易导致牙龈萎缩。

（5）不良的口腔修复体：不良的口腔修复体如活动假牙的固定装置（金属卡环）可能会刺激牙龈，牙龈易发生炎症，导致牙龈萎缩。

如何预防牙龈萎缩?

（1）注意刷牙的手法和力度，并配合使用合适的清洁辅具（牙线、冲牙器等）。

（2）维持良好的口腔卫生习惯，定期口腔体检，预防牙龈炎、牙周炎的发生。

（3）自身因素要注意，过大的咬合力量对牙周组织是一种伤害，生活中避免用牙齿替代"剪刀""老虎钳"去咬一些硬物。

（4）假牙佩戴后需定期复诊，配合医生检查，及时调改压迫牙龈或牙槽骨的部位。

（5）已经存在敏感的牙根，视严重程度接受脱敏治疗或牙髓治疗。在症状轻微的阶段，也可使用防敏牙膏配合正确刷牙，改善症状。

（6）对已发生的牙周病，积极治疗，按医生建议接受洁治、根面刮治或者牙周手术。

 刷牙出血可能是什么原因?

经常有人会说："哎呀，我刷牙时老出血，是不是有什么病啊?"。下文介绍刷牙出血的病因。

（1）健康牙龈和不健康的牙龈：在了解疾病之前，我们先来看一看健康的牙龈是什么样的。

① 色泽：粉红色。

② 形状：菲薄，紧贴牙面，坚韧有弹性。

那么我们再来看看，不健康的牙龈是什么样的呢？牙龈肿胀变厚，轻轻一碰就出血，甚至不碰也会自发性流血，牙龈边缘萎缩，牙根暴露，牙齿变长。其实这些，也就是我们常说的牙周疾病的一系列症状。

（2）牙龈炎和牙周炎：牙龈炎是由于菌斑、牙结石等长期堆积而造成牙周组织发炎，常常会出现牙肉红肿、刷牙出血等问题，一般洗牙后能够恢复正常。

牙周炎则是由牙龈炎发展而来，前面提到的堆积物持续刺激牙龈，导致了牙齿周围牙槽骨被破坏。失去了牙槽骨的支持，牙齿便会出现松动、移位的问题，而一旦到了这个程度，牙周治疗就仅能停止炎症的继续破坏，而无法使牙龈、牙槽骨恢复到原来的状态。

（3）牙周不健康引发的不良后果：随着牙周组织的萎缩，细菌也会越发接近牙根而导致牙周越来越不健康，发生恶性循环。这时，我们通过口腔科的治疗移除牙石和菌斑后，仅仅能帮助牙周组织恢复健康，但是流失的牙槽骨却不会再回来了，导致牙齿松动。由此可见，早期预防、及时治疗对牙周疾病来说最为重要。

（张彦　常州市第一人民医院口腔科）

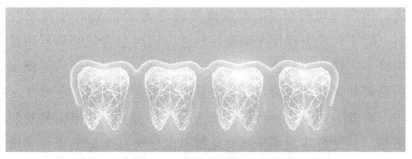

第十章　与牙病相关的
全身性疾病

　　口腔健康与否，与全身健康情况息息相关。早在 20 世纪初，就有国外学者提出"病灶牙"这一说法，口腔内的细菌进入身体他处，可导致许多疾病。

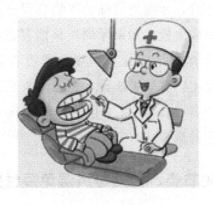

一、糖尿病

　　牙周病与糖尿病的关系非常密切，两者互为致病因素。糖尿病可引发牙周感染，而牙周感染可加重机体的胰岛素抵抗。国内外均有报道，2 型糖尿病患者经彻底的牙周治疗后，除了牙周炎症情况明显好转外，同时患者的胰岛素用量也减少，糖化血红蛋白水平下降。因此，伴有牙周病的糖尿病患者如果能及时治疗牙周炎症，血糖也能得到一定改善。

再者，如今选择种植牙修复的人群很多，如果血糖控制不佳，其种植体周围牙龈和牙槽骨发生炎症萎缩的概率将增加。美国一项研究探讨了糖尿病/高血糖与种植体周围病变的相关性，分析显示，与非糖尿病患者相比，糖尿病患者发生种植体周围炎的风险高出 50%。

二、心脑血管疾病

牙齿的炎症感染可能会导致菌血症的发生，对于患风湿性心脏病或先天性心功能不全者，可引起急性或亚急性感染性心内膜炎。并且，牙周炎的细菌产物会促进人体血小板在血管内凝集，形成血栓，如果牙周炎长期存在，会加重动脉粥样硬化程度和血栓形成栓塞程度，严重者会导致心肌梗死、脑血栓的发生。有学者统计，患牙周炎者发生冠心病的概率为牙周正常者的 1.4～2.5 倍，牙周炎作为脑卒中的危险因子大于吸烟的危害。

三、关节炎、肾病等风湿免疫性疾病

龋齿、牙周炎等病灶内聚集着毒性极强的溶血性链球菌、金黄色葡萄球菌等致病菌，当人体免疫力低下时，这些细菌就会"乘虚而入"，随着血液扩散，引起诸如关节炎、肾病等风湿免疫性疾病。

笔者曾遇到这样一位患者，一位中年女教师因反复牙痛、腰痛多日来到医院。经口腔科检查发现，她的一颗磨牙已有很深的龋洞，并伴有炎症。其在肾内科检查确诊为肾炎，分析其感染来源于患牙龋坏处的细菌，细菌下行导致泌尿生殖系统感染。因此，在积极治疗肾炎的同时，需根治患牙，阻断其感染来源。

四、对孕产妇及胎儿的影响

孕妇牙病可殃及胎儿。除了患牙会发生疼痛影响进食外，牙病也可能进一步影响孕妇的营养摄入，研究表明，有重度牙周病的孕妇生出低体重儿的概率为牙齿健康孕妇的7～8倍，甚至比吸烟、酗酒的危险度更高。怀孕的妇女，即使只有牙龈炎，也有可能使引发牙龈炎的细菌进入血液和胎盘，感染胎儿，从而引起早产。

此外，受到孕期激素的影响，孕妇比普通人群更易发生牙龈肿胀。人们常说的"智齿"，也就是第三磨牙，在孕期尤其易发生冠周炎，严重者甚至波及整个颌面部，引发间隙感染或骨髓炎，可能会导致流产或引产。

因此孕前到口腔科就诊，全面检查牙齿，解决孕期可能存在的"隐患牙"，尤为重要。

五、对胃肠道疾病的影响

口腔是消化道的开口，口腔内的细菌，尤其是牙周炎患者牙周袋内毒性较强的厌氧菌，可以直接进入消化道，比如和消化道溃疡息息相关的幽门螺杆菌。近年来研究表明，大量的幽门螺杆菌存在于牙周袋、牙菌斑中，严格的牙周治疗可使牙周临床情况改善、幽门螺杆菌大大减少，胃中幽门螺杆菌的根治率也提高。

六、发生癌症的风险

美国国家癌症研究所指出，严重牙周炎患者发生癌症的风险增加了 24%，在肺癌病例中观察到的风险最高，其次是结直肠癌。研究还确定结直肠癌组织中含有口腔内存在的细菌，包括与牙周病有关的细菌。除此之外，近年来不断有新的研究结论表明，牙周炎可能与食管癌、乳腺癌、脂肪肝、脂质代谢等疾病相关。

七、口臭

不少人有口臭的尴尬，从病因上来说，可以分为口源性口臭和非口源性口臭。其中牙龈炎、菌斑、舌苔、牙周袋与口源性口臭最为密切相关。扁桃体炎、胃肠道疾病等可引起非口源性口臭。需要到专业的医院进行检查与判断，有针对性地进行预防和治疗。

 引起口臭的重要原因是什么？

有很多人每天都认真刷牙，清洁牙齿，但口腔内还总是有味道溢出。这是为什么呢？重要的原因还是残留在口腔中的食物碎屑导致了口腔异味。也就是口臭大多是吃出来的。

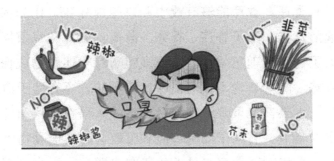

 容易引发口臭的食物有哪些?

（1）牛奶：如果牛奶残留在嘴里，口腔的温度和细菌使牛奶发酵，使其散发出难闻的气味，因此，喝完奶后记得用力漱口。

（2）肉食：临床营养学研究显示，吃肉多会使身体产生异味的可能性增加。叶绿素可以作为人体的除臭剂，多吃绿色蔬菜有助于缓解口臭。

（3）调料：做菜时喜欢放咖喱等调料，会让人体包括口腔散发出刺激性气味。经常刷牙、淋浴或使用止汗剂，有助于减少这种异味。

（4）酒：酒精会导致人体脱水，所以醉汉身上都会有种难闻的味道。此时多喝些水就能有所缓解。

（5）大蒜和洋葱：吃完大蒜的 48 小时内，人体都会散发出蒜味。大蒜和洋葱煮熟了吃，餐后饮用薄荷、生姜和柑橘水，就能减轻口臭。

那么，治疗口臭的食物有哪些呢？

（1）香芹：香芹能够有效中和口腔内异味，比如因抽烟而引起的臭味。除了香芹，香菜、薄荷、艾蒿和豆蔻同样有效，为了达到最理想效果，需要多咀嚼对上述食物或像茶一样泡着喝。这些食物不仅可消除口腔异味，还有助于消化。

（2）水果：苹果等纤维含量较高的水果在食用时能分泌出更多的唾液，有助于润滑口腔和吸取去除其他食物碎屑。

（3）酸奶：科学家们最近的研究表明，每天喝酸奶有利于消除口腔中硫化氢的含量，而硫化氢则是导致口腔异味的元凶。长期饮用酸奶还能防止口腔内有害细菌的滋生，可以预防牙床疾病和牙齿出现斑纹。要注意选择纯酸奶，不要加糖。

（4）富含维生素 C 的食物：浆果、柑橘、西瓜和其他一些富含维生素 C 的食物能够在口腔内部形成一个微生物极难生存的特殊环境。这种维生素 C 的摄取方式是食用天然食品，而不是各类食品中人工添加的维生素 C。

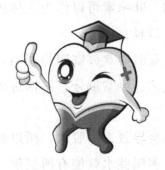

（张彦　常州市第一人民医院口腔科）

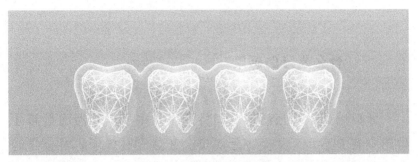

第十一章　牙口感染与常用口服药物

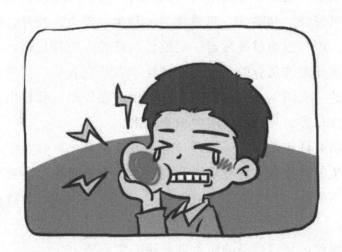

　　您是不是在日常生活中总有类似的烦恼？俗话说："牙疼不是病，疼起来要人命"。牙口感染是造成"牙疼"的元凶，那么什么是"牙口感染"？得了"牙口感染"又该如何治疗呢？

什么是牙口感染?

牙口感染即牙齿感染与口腔感染，很多口腔疾病都与牙齿感染有关系，牙龈炎、牙周炎、牙龈出血等牙病对全身健康威胁很大。口腔中的细菌有葡萄球菌、链球菌、大肠埃希菌、白色念珠菌等上百种，这些细菌若得以大量繁殖，便会形成慢性感染灶，通过血源传播等可引起风湿热、慢性肾小球肾炎、败血症、心肌炎、心内膜炎等疾病。

由于口腔位于呼吸道、消化道的上游，口腔感染后易导致支气管炎、咽喉炎、扁桃体炎、肺炎、胃炎、肠炎、肠结核等。因口腔通过鼻后道、咽鼓管与鼻腔、中耳相通，故口腔炎症还可波及鼻腔与中耳。国外学者研究表明，胃炎、胃溃疡的"元凶"——幽门螺杆菌不仅可在胃幽门部检出，还可以在口腔、牙垢、唾液中检查出来。

研究证实，口腔感染还可能诱发糖尿病。当口腔中的病菌产生的毒素进入血液后，会使机体细胞表面的胰岛素受体变得不敏感，致使胰岛素对细胞的作用下降，从而导致血糖升高。

因此，牙口感染的防治就显得非常重要。

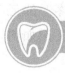

引起牙口感染的主要因素有哪些?

（1）厌氧菌感染：厌氧菌广泛存在于口腔、鼻、咽、肠道、前尿道和阴道等腔道黏膜上，为人体正常菌群组成成分。厌氧菌在机体抵抗力下降的情况下，可引起严重感染。

（2）革兰氏阳性化脓性感染：感染有化脓性炎症的共同特征，即红、肿、热、痛和功能障碍。感染由革兰氏阳性菌包括葡萄球菌、链球菌等，革兰氏阴性菌包括奈瑟氏菌属、莫拉菌属（卡他布兰汉菌）、假单胞菌属、埃希菌属、变形杆菌属、无芽孢厌氧菌（如拟杆菌）等引起。其中危害最大的是革兰氏阳性菌——金黄色葡萄球菌，这种病菌进入伤口后繁殖很快，而且释放出一种透明质酸酶来消化皮下组织给自己提供养料。

（3）真菌感染：口腔真菌感染一般是由于长期应用抗生素或者是口腔卫生做得不好引起的。这种情况下，需要局部应用抗真菌药物，比如涂抹制霉菌素并注意漱口，保持口腔卫生。建议大家注意口腔卫生，避免各种抗生素的应用。可

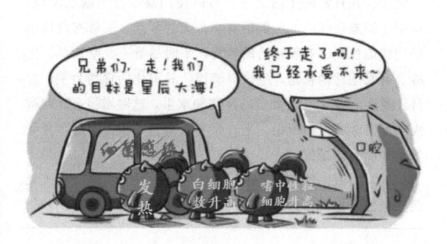

以考虑碳酸氢钠液、制霉菌素液交替漱口，有助于促进伤口愈合，保持口腔清洁。

（4）鹅口疮感染：鹅口疮又名雪口病、白念菌病，是一种白色念珠菌感染所致的疾病，是一种常见的儿童口腔疾病。真菌感染后，在口腔黏膜表面形成白色斑膜，多见于婴幼儿，当婴儿营养不良或身体衰弱时可能发病。

 得了牙口感染怎么办？

（1）及时找牙科医生进行治疗：①千万不能够疏忽大意，应该及时去口腔科就诊，在医生的指导之下进行治疗。②做好个人卫生的护理，平时要保持口腔清洁，以尽量避免细菌的滋生。

（2）要养成良好的生活习惯：保持口腔的清洁，定期进行洗牙。在日常的生活之中，可以使用高浓度的盐水漱口，这对于清除口腔内的厌氧菌有非常大的帮助，能够有效地加快病情的恢复。调整自己的饮食，平时尽量不要吃油腻、生冷、有刺激性的食物，应该以清淡、易消化的食物为主，并且还要多吃富含维生素C的蔬菜和水果，这对增强身体的抗炎功能有非常大的帮助。平时要早睡早起，积极参加体育锻炼，提高身体抵抗力。

（3）在医生的指导下进行药物治疗：临床治疗口腔厌氧菌感染的药物经常选择各类抗菌药物。

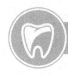 **治疗牙口感染的常用药物有哪些?**

（1）替硝唑、奥硝唑、甲硝唑：这三种药物都可用于治疗由厌氧菌引起的感染，可用于由类杆菌属、脆弱拟杆菌属、其他拟杆菌属、梭状芽孢杆菌属、消化球菌属、真杆菌、发酵链球菌、韦荣球菌属等厌氧菌引起的感染，如重度冠周炎、重度口腔间隙感染；败血症、窦炎、肺炎、脓胸、肺脓肿、骨髓炎、腹膜炎及手术伤口感染；胃肠道和女性生殖系统感染。

（2）克林霉素：对大多数厌氧菌包括消化球菌、消化链球菌、拟杆菌属、梭杆菌属、真杆菌属、丙酸杆菌属以及大多数放线菌属均有良好的抗菌活性。用于治疗革兰氏阳性菌引起的各种感染性疾病，也用于治疗厌氧菌引起的各种感染性疾病。

（3）罗红霉素：适用于敏感菌株引起的下列感染。①上呼吸道感染；②下呼吸道感染；③耳鼻喉感染；④泌尿生殖系统感染；⑤皮肤软组织感染；⑥儿科感染；⑦支原体、衣原体及军团菌引起的感染。

（4）口腔溃疡的用药：从中医角度来说，"上火"的确是导致口腔溃疡的原因之一。如果得了口腔溃疡，可以服用有清热解毒功效的中成药，也可以使用喷剂，喷剂里含有清热解毒的药物成分如西瓜霜、煅硼砂、黄柏、黄连等；对复发性口腔溃疡，可以选择具有清热泻火、解毒凉血功效的药物，如双花百合片用于轻型复发性口腔溃疡心脾积热证，症见口腔黏膜反复溃疡，灼热疼痛，口渴、口臭、舌红苔黄等。

以上就是关于牙口感染及常用药物的介绍。请在医生的指导下进行合理用药，这样有利于您口腔疾病的快速恢复。牙口好才能笑口常开！

（徐定南　常州市天宁区红梅街道社区卫生服务中心）

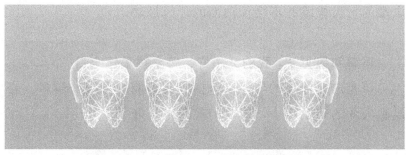

第十二章　关于拔牙

一、拔牙常见的误解和偏见

误解和偏见 1　拔掉一颗牙，松掉一大片

拔牙后超过半年不装假牙，相邻的牙齿会向缺牙间隙倾斜，对颌的牙齿也会伸长。牙齿失去正常邻接关系，容易引起食物嵌塞，造成牙龈炎症，进一步发展成牙周炎，也易导致牙齿松动；此外，牙齿倾斜后承受咬合力的能力减弱，容易形成创伤性牙周炎，导致牙齿松动。

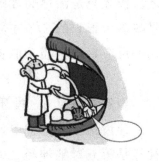

误解和偏见 2　拔除智齿会使前面的牙向后倒、松动

这个说法没有科学依据。一般来说，我们的牙齿在一生中都是不停地向前移动，而不会向后移动，所以位于牙列最末端的智齿拔除并不会使前面的牙齿松动。

误解和偏见 3　我的牙不好，等全拔了镶全口

口腔内能保存的牙齿（包括仍具功能的牙根）越多，修复缺失牙的难度越小，修复的效果也越好。

误解和偏见 4　拔牙很疼，让它自己掉吧

现在的口腔局部麻醉方法已经可以达到很好的镇痛效果，甚至连打麻药本身也可以做到基本无痛，您完全可以放心拔牙。

误解和偏见 5　牙齿一痛就要拔掉

牙齿的疼痛、松动可以由很多因素引起，一般可以通过对牙体、牙周组织对症治疗或行假牙修复的方法得以保存患牙。拔牙只是治疗病牙的方式之一，一般来说患牙的牙槽骨吸收多于根长的 2/3 才需要拔除。牙齿拔掉以后会引起一系列的反应，如咀嚼功能丧失，邻近牙齿移位等。

误解和偏见 6　拔牙对大脑不好，让人变笨

牙齿长在牙槽骨中，与大脑的距离很远，与牙齿相关的神经是第五对脑神经三叉神经的分支神经，拔牙对大脑没有什么影响。

误解和偏见 7　中午不可拔牙，否则会血流不止，有"血光之灾"

一般来说找经验丰富的牙科医生拔牙损伤很小，根本不

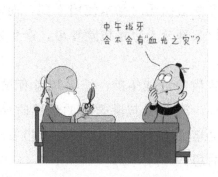

必担心流血的情形，并且拔牙后也可以马上止血。不过，对一些病人来说，选时间拔牙还是有好处的。例如肾病病人进行血液透析后，必须间隔 6 小时才能拔牙，因为透析时使用的抗凝血剂会影响拔牙后的止血，因此必须等药效过去后再拔牙。

误解和偏见 8　智齿不该拔掉

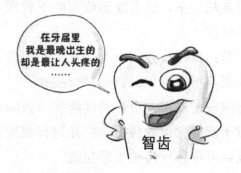

现代医学认为，智齿是人类进化中的残余物，是正在退化的后磨牙。我们在吃饭时很少能够用到智齿，而智齿的萌出常常给清洁牙齿带来麻烦。由于智齿在牙槽骨的最后位置，刷牙时很难有足够的活动空间来完成清洁。长此以往，牙齿周围堆积的食物残渣往往会引起冠周炎等多种口腔疾病。由于智齿在吃饭咀嚼时基本使用不到，而清洁保护又很麻烦，所以建议大部分人直接拔除智齿，避免发生由智齿引发的口腔疾病。

（1）拔除智齿的最佳年龄：拔除智齿有没有最佳年龄？有专家指出，13～30岁是拔除智齿的最佳时期。在30岁后拔除智齿难度会增大。原则上一旦发现智齿发育不良，应尽早拔除，不留后患。

（2）最佳方案：专家提出治疗智齿的最佳方案，在12～18岁期间，最好去医院给牙齿做一次口腔体检，了解智齿发育情况，以便及早诊治。在这个时间段内智齿根部还没有形成，尽早手术，拔除手术难度小，手术创伤也小。此外，怀孕前最好拔除可能引发疾病的阻生智齿。

误解和偏见9　残根一定要拔除

若根尖周症状较重，或者断面位于龈下较深，或者有松动者，则不能保留。

若通过根管治疗可以控制根尖炎症，断面位于龈上，无明显松动的残根是可以保留的。

对于无法保留的残根，应在局部麻醉下拔除，然后进行假牙修复。对于能够保留的残根，应先进行根管治疗后，进行桩核冠修复，可维持牙齿的正常功能。

二、拔牙专用食谱

如果牙齿有各种问题，大部分人都会看牙医，如果牙齿已经不能治疗，那就只有拔牙了。拔牙之后首先要面对的就是吃的问题。实际上，口腔小手术后的饮食调养，常常令人头疼。一方面，你要吃得饱，吃得好，以补充身体所需要的营养；另一方面，小手术会引起局部疼痛和水肿，影响进食，拔牙后若饮食不当，还可能引起创口出血和感染。

那么拔牙后怎么吃才能让伤口恢复得快些呢？别担心，我们给大家提供了一份贴心的"拔牙食谱"

1. 拔牙当天食谱

可进食冰淇淋或布丁或凉牛奶或果汁等食物。拔牙之后吃冰淇淋，不仅可以补充热量，其冰冷的温度还可以作为冷敷，具有消肿的作用。注意，不要吃含有坚果或者果酱的冰淇淋。

此时也可进食无渣、冷流质食物，冷食可使血管收缩而有利于止血，并可减轻水肿和疼痛，流质软食则可尽量减少对伤口的撞击。总之，要避免小颗粒状物掉入还没愈合的拔牙洞里。

2. 恢复期食谱

恢复快者，当天晚饭就可以吃烹饪的食物了。

开始恢复的时候，必然选择软的食物，注意要避免食物过烫，也要避免各种重口味。主食方面，主要是粥或面条，蛋白质来源主要是鸡蛋羹或鱼肉。辅食方面，推荐蔬菜泥和豆腐。

鸡蛋羹，可以加香油调味，吃的时候记得把葱花撇出去。

粥，大米提前一晚泡上，第二天煮的粥会更软烂一些。大枣、小米和红薯等都能让白粥的味道更丰富。

注意事项

饮食要清淡，蔬菜要选择细嫩的，烹调成烂、软、细碎的形式，可做成酱、沫、汁等食物。不要吃粗糙的食物，如韭菜、芹菜、硬米饭等，以免粗糙颗粒刺激创口，不利于愈合。注意饭菜要温，不要过热，以免使血管扩张引发创口出血。不要吸烟喝酒，不吃辛辣食物。

拔牙前隐瞒病史不可取

牙科医生常常会碰到一些患者，他们急于把患牙拔除，而隐瞒了自身的系统性疾病病史，导致拔牙当时或者拔牙后出现明显不适，甚至是危及生命的严重后果。拔牙是牙科治疗中较容易出现意外情况的治疗项目，存在着各种可控与不可控的风险，而一些系统性疾病会显著增加这种风险。所以拔牙前，如实告知身体状况很重要，切勿隐瞒病史，否则可能会威胁自身健康。而医生会根据患者的健康状况与病史决定是否进行拔牙手术或做相应准备，如麻醉药的选择、是否需要在心电监护下进行拔牙等。

三、拔牙禁忌证

下面介绍 12 类不适宜拔牙或需暂缓拔牙的人群。

（1）月经期女性：月经期间机体的应激、免疫能力下降，机体和唾液中纤维蛋白溶酶原激活物质增多，血液不容易凝固，出血后不容易形成血凝块。拔牙后，伤口与唾液接触造成伤口愈合缓慢，容易发生细菌感染和出血。

据临床资料分析证实，月经周期的第 14 天是妇女拔牙的最佳时期。此时伤口愈合又快又好，不易发生细菌感染，疼痛感也比较轻。所以，妇女拔牙最好选择在月经后的 10 天为宜。

（2）妊娠期女性：有人认为妊娠期间一律不可拔牙，因为可能导致早产或流产。但大量临床实践表明，在妊娠 4～6 个月拔牙相对安全，对妊娠无不良影响。

（3）心血管疾病患者：有严重的心血管疾病和高血压在 180/100 毫米汞柱以上的患者禁忌拔牙。一般的心脏病患者，只要没有心功能不全的表现（如轻微活动或平卧时心慌气短）都可以拔牙。

（4）高血压患者：拔牙是一种门诊手术，手术的激惹必然造成血压的骤然升高，如术前血压较高，可能导致拔牙术中高血压脑病或脑血管意外等危象的发生，有可能会危及患者的生命安全。对于血压较高的患者，医生一般会建议先控制血压（140/90 毫米汞柱以下）再行拔牙。

（5）糖尿病患者：糖尿病患者比非糖尿病患者拔牙术后创口感染的概率增高。病情严重者应暂缓拔牙，对于必须拔牙者，应请内科医师会诊，术前服药数周控制血糖稳定（一般拔牙适应证要求空腹血糖控制在 8.88 毫摩尔/升以下）。在拔牙前 1 小时一定要预防性地口服广谱抗生素，并且拔牙当天一定要吃早饭，以避免局麻时出现低血糖昏迷。术后也一定要服用抗需氧菌及抗厌氧菌药物，以避免术后感染及干槽症的发生。

（6）肝、肾功能疾病患者：对急性期肝炎或肝功能损害严重者应暂缓拔牙，因为此类肝病可以导致凝血酶原及纤维蛋白缺乏，或肝脏功能障碍无法利用维生素 K 合成有关的凝血因子而导致术后出血不止，必须待疾病好转后再行拔牙术。有严重肾功能损害者不能拔牙，以免引起肾功能衰竭。一般肾脏病较轻者，拔牙前应注射抗生素以防拔牙造成的暂时性菌血症，促使肾病急性发作。

（7）甲状腺功能亢进：此类患者可因感染、手术、焦虑引起甲状腺危象，重者可引起衰竭甚至死亡，故不宜贸然拔牙。如必须拔牙时应做详细检查，使其基础代谢率在＋20％以下，脉搏每分钟 100 次以下，手术前后应服用抗生素。

（8）急性传染病患者：严重的肺结核等急性传染病都会降低机体的抵抗力，延迟伤口愈合，此时应暂缓拔牙。

（9）器质性及功能性神经疾病患者：该类疾病患者，应考虑术中及手术后诱发疾病发作的可能性。如必须拔牙，应在神经内科医生会诊治疗后才能进行。

（10）放射治疗的患者：在放射治疗期间及治疗结束后一年内不宜拔牙，以免引起放射性骨髓炎。放疗一年后若必须拔牙时应使用抗生素预防术后感染。

（11）患牙位于恶性肿瘤区域的患者：禁忌单独拔牙，而应在切除肿瘤的同时，连同患牙整块切除。所以如在患牙区有经久不愈的溃疡或有肿物时应先取活检行病理学检查，排除恶性肿瘤后再拔牙。

（12）有血液疾病的患者：患有白血病、再生障碍性贫血、恶性贫血、血友病、原发性血小板减少性紫癜的患者，若要拔牙可能会因凝血因子缺乏和凝血功能障碍，引起严重的大出血而危及生命，因此要避免拔牙。对于有长期贫血史、自述日常状态良好者，应行血常规检查后视具体情况而定，一般血红蛋白在 80 克/升以上者可拔牙。

拔牙需谨慎，有上述这些情况的患者万万不可抱着"无所谓""不要紧"的态度，否则有可能会把自己置于危险之中。如实交代病史，对自己的生命健康负责。

四、拔牙后该怎么做？

拔牙是口腔科最常用的手术之一。由于拔牙是在有唾液和存在大量微生物的环境下进行的，因此，绝不应忽视拔牙术后的护理。

作为拔牙病人，懂得一些拔牙后的正确护理，不仅有利于创口的良好愈合，而且可以防止拔牙后并发症的出现。

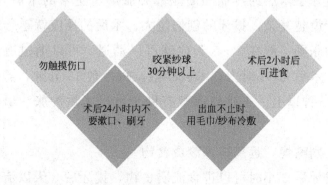

1.纱球咬半小时就该吐了

拔牙后，医生会在拔牙窝上方放置一个纱球让患者咬紧，用以压迫止血。一般没有血液病的患者，在安静状态下咬紧纱球半小时就可以止血。

2.别老用舌头舔伤口

良好的血凝功能是拔牙创口正常愈合、避免感染的重要条件。当吐出纱球后，这时候牙槽窝血凝块已经形成。但如果经过唾液或者喝水的冲刷，血凝块又会分解，最终导致血凝块脱落和再出血。

因此，拔牙后24小时内不要漱口和刷牙，喝水也要注意，避免冲刷到创口，更不要经常用舌头舔伤口。

3.术后又出血，记得咬纱球

纱球吐了以后已经止血了，但是经过运动、说话、喝水等出现牙槽窝再次出血的情况可以用纱球放置于拔牙窝上方再紧咬，压迫止血，一般都能奏效。如果止不住血，要及时去找牙医处理。

4.术后疼痛、肿胀，用镇痛药＋冷敷

拔牙手术后的疼痛和面颊部肿胀属于正常的术后反应。一般牙齿越复杂，拔牙的创伤越大，术后的反应就越严重。

肿胀则一般在3～5天内就可以消退，可以通过冷敷来缓解。术后48小时内在术区冷敷，每冷敷15分钟，需要休息15分钟以上。正确地冷敷有助于减轻术后肿胀、出血和疼痛。

5.别嘴馋，远离辛辣滚烫食物

拔牙后2小时可以进食流质食物，拔牙后3天以流质食物为主，目的是便于吞咽，以免破坏牙槽窝的血凝块。

勿进食过热及辛辣刺激性食物，可进食偏凉食物，口含冰块或冷饮有助于止血。

当天及次日尽量休息，避免剧烈运动，有出血倾向者，避免平躺，可半卧位，减少头面部血流量。注意补充营养，多进食一些富含蛋白质和维生素的食物，一周内应当尽量不吸烟、不饮酒。

6.刷牙漱口是重要的、必要的

拔牙后更要加强口腔卫生以免引起感染。有些患者迟迟不敢刷牙、漱口，导致口腔卫生很差，易引起伤口感染。24小时以后就可以刷牙、漱口了，注意动作轻柔即可。

每餐后可使用漱口水或淡盐水漱口，尤其注意及时清理掉进下颌牙槽窝的食物残渣。

7.有不适都要及时复诊

拔牙后如果无明显不适可以不复诊。如果创口有缝线，可在术后5～7天时复诊拆线。如果术后反应明显，出现体温升高，开口困难，疼痛不能缓解等，应及时复诊。若术后3天开始出现拔牙窝剧痛，服用镇痛药都无法缓解，疼痛向半侧头放射，嘴里有腐败臭味，可能是发生了干槽症，应及时复诊治疗。

（纪焕中　四川大学华西口腔医学院）

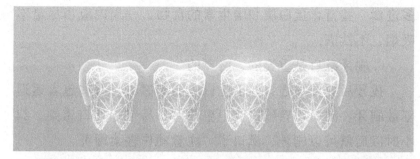

第十三章　细说牙列不齐矫正

笑容是最有力量的，没人愿意整天顶着一张"扑克脸"。但也有一些姑娘从来"笑不露齿"。不是牙齿太黄，就是牙齿长得东倒西歪不整齐，所以她们患上了"'笑不敢露齿'症"！

好多人为了变美而整容，然而打瘦脸针、丰下巴、丰唇等各种微调都做了，依然会觉得怪怪的，难道你们就没有发现自己的牙齿问题？牙齿不齐、龅牙、地包天……牙齿问题会影响整个面部的美观！所以是你们把重点搞错了啦。美牙堪比整容。牙齿正畸，才是你的变美之道！

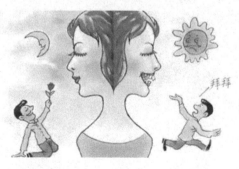

一、牙齿对外形的影响

电影、小说、讲故事，对坏人、恶人、邪人、反派人物的描述大多都是从牙齿开始的，龇牙咧嘴，满口黄牙，漆黑的牙齿臭气熏人……

牙齿是人的第二张脸，牙齿整齐与否会影响笑容，也会影响人际交往。可以说牙齿几乎承包了一个人70％的颜值，80％的气质。

一个人牙齿的美观程度大大地影响笑容的美丑。牙齿整齐提升你的自信心。整齐洁白的牙齿会让人能够坦然地在各种场合各种情况下保持优雅的微笑！

正畸整牙不单使牙齿变漂亮，还可提升脸型美观和咬合功能。

（1）排列不规律的牙齿会给刷牙及清洁带来一定的难度，易发生牙结石沉积，牙龈红肿增生，牙周病变。

（2）咬合力量不均衡会导致牙齿损坏，使得牙齿过早松动、脱落，正畸可以让牙齿排列关系改善、清除咬合创伤，使得咬合关系达到正常。

（3）某些错乱的咬合关系会导致颞颌关节的损害，而通过正畸可以使咬合关系正常，解除咬合干扰等。

（4）可为修复义齿做准备。正畸可以将缺失的牙缝隙关闭或将牙齿缝隙集中，然后在形成缝隙的部位镶牙。

（5）通过矫正可以改善颜面骨骼异常发育。

（6）脸型、牙列美观，有利于增强个人的自信心。

（7）消除异常咬合，可以增强咀嚼功能，帮助消化及营养吸收。

（8）改善其他口腔功能，如发音、嘴唇的闭合，避免口腔黏膜干燥及增强口腔对感染的抵抗力等。

（9）有利于龋齿的预防，牙齿的缝隙或错位会导致难以彻底清除菌斑，长期则可导致龋齿的发生。

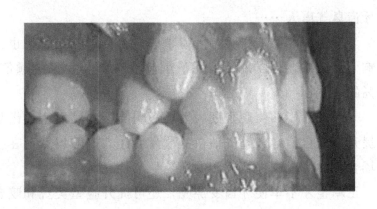

二、正畸常用的矫治器

（1）金属托槽矫正器

适合人群：适合学生一族。

技术特点：为传统矫正器，历史悠久，效果稳定，价格低廉，绝大多数人群都可以采用这种托槽来进行矫正。材料优质，具有金属刚性及弹性，不易断裂变形。底板舒适稳固，独特自然的弯曲程度，可提供最大限度的接触面和舒适度。

（2）自锁托槽矫正器

适合人群：对舒适度和矫正时间要求高的人群。

技术特点：牙齿移动更快，矫正时间更短。

自锁托槽不用额外结扎钢丝，佩戴时异物感小，自锁式

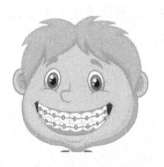

设计可以降低矫治系统摩擦力，延长复诊间隔时间，减少复诊次数。没有橡皮圈绑在牙齿上，牙套更易保持清洁。2～3个月复诊一次，正畸疗程短。

（3）陶瓷托槽矫正器

适合人群：爱美人士正畸首选。

技术特点：性价比高，比隐形矫正更经济，比金属托槽矫正更美观。舒适无痛，陶瓷矫治器表面光滑圆润，佩戴无明显异物感。隐形美观，玻璃陶瓷制作，呈乳白色半透明，与牙齿色泽一致。方便快捷，佩戴舒适，拆卸方便，复诊次数减少，更节省时间。透明、轻薄、美观、无异物感、正畸疗程短、佩戴更方便。

（4）透明隐形矫正

适合人群：注重美感或个性的人士。

技术特点：透明隐形，适合演艺界明星、教师等对形象要求高的爱美人士。舒适无痛，没有传统托槽和钢丝装置，异物感小。摘戴简便，自行摘戴，不影响进食、刷牙、社交等日常生活。高效、省时，矫正时间比传统矫正缩短了1/3，复诊次数更少。材质薄如蝉翼，量身定制，厚度不足1mm，无异物感，被誉为牙齿的"隐形眼镜"。

欲知更多详情，请预约矫正，专业团队会帮你定制最适合自己的矫正方案。

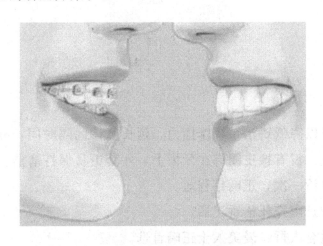

三、牙齿矫正常见类型

（1）前牙移位：症状表现为牙齿缺失、牙周疾病等导致相邻牙齿无秩序前突。

（2）多生牙：症状表现为超出正常牙齿颗数，造成牙齿排列不齐，这种情况一般需要拔牙。

（3）牙列拥挤：症状表现为牙齿过多，牙槽骨过窄，使牙齿没有足够空间生长，就会造成牙齿排列不齐，需根据情况判断是否拔牙。

（4）开颌：症状表现为咬合时无法紧闭，上下牙齿中间有缝隙。

（5）上牙深覆颌：症状表现为上牙边沿在水平方向与垂直方向上明显超过下牙，俗话说的天包地（龅牙）。

（6）后天牙列稀疏或天生牙列稀疏：症状表现为疾病、

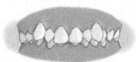

1.牙列拥挤，比如虎牙。

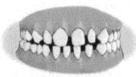

2.牙齿稀疏，有缝隙。

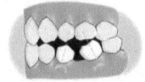

3.牙齿歪斜，会导致邻牙也歪斜。

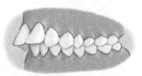

4.龅牙，牙齿前突。

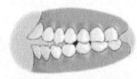

5.上下门牙无法咬合，嘴巴不能闭紧。

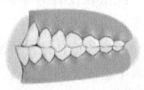

6.地包天，下门牙咬在上门牙前面。

外因等造成的牙列稀疏，牙槽骨过长或牙齿缺失，导致排列太宽松，零零散散。

（7）前牙反颌：症状表现为下牙边沿在水平方向与垂直方向上超过上牙，俗话说的地包天（兜牙）。

四、牙齿矫正，您需了解的八件事

（1）正畸医治是一个长期渐进的过程，需要患者积极配合医生的治疗。患者须严格遵照医嘱行事，要定期复诊。

（2）正畸医治是健康和美丽的一项投资，不同于购置一件商品，其费用因畸形程度、矫治器种类、患者配合水平、年龄、疗程等要素而各不相同。患者需要在矫治前做好充足的思想准备。

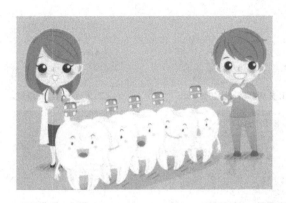

（3）医生在设计方案时会综合考虑到患者的要求、健康、美观、功用等要素。

（4）正畸的设计是在矫治初期就确定好了，一旦开始矫治，患者中途不能随意更改。

（5）初戴矫治器时，牙齿会呈现轻度反应性疼痛或不适，一般两三天后这种不适感会减轻。若疼痛不减反而加重或呈现其他状况，需及时与医生联络就诊。

（6）佩戴矫治器的患者要特别留意口腔卫生。早、中、晚及进食后都必须刷牙，要把牙齿上的软垢及留存的食物残渣细心地刷洁净，否则易导致牙龈炎、牙周炎、牙齿脱钙及龋齿而影响正畸的进行。

（7）在牙齿矫治过程中，尽量少吃过硬、过黏的食物，大块的食物须切成小块后再吃（如苹果），以防矫治器损坏。

（8）隐形矫治无托槽，可自行取戴，但在进食前则需取下矫治器。

五、牙齿矫正的几个误区

在临床上，不仅有很多患者对牙齿矫正存在误区，一些口腔其他专业的医师有时也会存在同样的误区，在此给予总结、分析，以纠正人们对牙齿矫正的认识误区。

误区1　年龄大了不能矫正

牙齿移动是机体都存在的骨改建过程，因此牙齿矫正老少皆宜。但不同个体存在的情况不一样，开始矫正的时机也不尽相同。下至三四岁的儿童，上至六七十岁的老者，都有可能成为矫正的目标人群。您是否可以矫正，应从专业的正畸医师处寻求答案。

误区2　牙齿矫正后会松动

牙齿本身就是处于稳定与移动的平衡中。矫正就是通过外力暂时打破这个平衡，为牙齿搬家。矫正产生的骨改建会带来牙齿生理性移动，在移动过程中暂时有一定程度的松动很正常。当牙齿移动到新的位置上，自然又回归到平衡中，重新稳定下来。

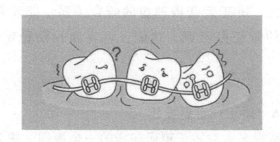

误区3　牙齿矫正后，老了会掉牙

很多人认为年龄大了就会掉牙是一个正常的生理现象，其实不然，健康的牙齿应伴随终生。目前在我国，牙周炎已成为成年人牙齿缺失的首要原因，也就是说，所谓老掉牙主要是因为牙周炎导致牙齿松动脱落，而牙周炎的关键致病因素是口腔的菌斑微生物。是否罹患牙周炎与是否做过矫正无关，而且矫正后一口整齐的牙齿会大大降低牙周炎的发病率。

误区4　有快速矫正法

所谓的美容冠快速矫正，号称新兴美齿技术，本质还是把牙磨小后做烤瓷冠，为了美观却损害了牙齿健康。改变健康牙齿的排列，正确方案就是戴矫正器，时间一般为两年左右。牙齿的生理性移动是一个缓慢的过程，矫正必须付出时间代价，没有捷径可走。

误区5　矫正牙齿只是为了美观

很多年轻人矫正牙齿，是为了改善牙齿甚至容貌的美观，但矫正的功效不仅限于此。多数中老年人寻求矫正的目的是健康和功能。整齐的牙齿更易被清洁，有利于牙齿和牙周组织健康，矫正后获得理想的咬合关系，能改善咀嚼功能。完美的矫正是健康、功能、美观和长期稳定的和谐、统一。

误区6　矫正一定要拔牙

这也是很多人对矫正望而却步的一个原因。拔牙是提供间隙的常用手段但非唯一手段。除了拔牙可以创造空间，有效解决牙列拥挤和牙齿前突以外，临床上还有前后向或左右向扩展牙弓、片切（适度把牙磨窄）等很多手段。具体哪种手段更合适，由专业的正畸医师决定。

误区 7 拔牙矫正后会留有牙缝

牙齿矫正就是给牙齿搬家，从原有的位置移动到一个新的位置，而拔牙矫治正是需要利用拔牙产生的间隙排齐牙列或回收前突的牙齿。因此只要是规范的正畸治疗，一般情况下都能让牙齿最终排列紧密，恢复正常的牙齿邻接关系，不会留有牙缝。

误区 8 牙齿没换完不能开始矫正

不但患者这样想，很多非正畸专业的口腔医师也会这样认为。不同个体的具体情况不同，考虑到牙齿和颌骨的生长发育情况，每人开始矫正的时机会有差异，既有乳牙期、替牙期的早期矫治，也有换完牙及成年后的综合性矫治，究竟你属于哪种情况，应由专业的正畸医师判断。

误区 9 牙齿矫正一定很疼

对疼痛的畏惧使很多人不敢矫正，其实牙齿矫正并不可怕，矫正戴的牙箍并非"紧箍咒"。现今矫治技术的发展越来越倾向于轻力矫治，很多技术可以提供安全舒适的矫正，让患者感觉不到疼痛或仅有轻微不适。治疗中牙齿受力时你会觉得感觉酸胀和咬合无力，这是暂时现象，偶尔会有黏膜溃疡产生的疼痛，一般均可耐受。

误区 10 矫正只能戴牙套，影响美观

矫正方法灵活多样，目前的主流技术是粘在牙齿上患者无法取下的固定矫治器，即俗称的牙套，包括金属材质的钢牙套和接近牙色的美观陶瓷牙套。此外，还有放在牙齿内侧的舌侧矫治器和患者可以自由摘戴的无托槽隐形矫治器，对美观均不产生影响。患者可以根据自己的需求做出选择。

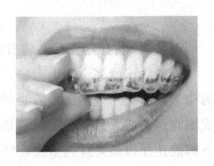

误区 11　矫治力越大，牙齿移动越快；矫治力小，不疼，牙齿移动慢或不移动

牙齿移动是骨细胞参与改建的缓慢的生理性移动，不同于宏观世界的物理力学现象，绝非力量越大速度越快。实际上很小的力量即可启动牙齿移动，力量过大反而会使得移动停止或带来很多副作用。物极必反，矫正不能超越生理限度。

误区 12　矫正期间只要缩短复诊间隔，就诊频繁一些，就能加快进度继而缩短疗程

牙齿移动是缓慢的生理性移动，平均一个月最多移动 1 毫米。如果因为着急而频繁复诊，牙齿和牙周组织失去了休整的时间，就可能带来不可逆的不良后果。牙齿矫正不能力求快，必须尊重生理规律。

误区 13　严重的牙周炎不能矫正

很多正畸医师对此望而生畏。严重的牙周炎常有明显的病理性牙移位或松动，但牙齿矫正同时也是在治疗牙周病，

施以生物限度内的矫治力非但不会使牙周病恶化，反而会改善病情。未经治疗或无法控制的牙周炎不能实行矫正，但处于稳定期的牙周炎可以。这需要不同专业的医师共同合作才能完成治疗。这对医师是个考验。

误区 14　戴牙套会腐蚀牙面

在牙面上粘接矫治器，目前是采用口腔专用的釉质粘接剂，在清洁处理过的牙面上固定两年左右，治疗期间矫治器可能因外力脱落而需要反复粘接，治疗结束去除后也不会对牙齿表面产生影响，这是已经应用四十余年、非常成熟的粘接技术，不必过于担心。所谓的腐蚀实际上主要是因为口腔卫生习惯不佳导致托槽周围牙面产生的釉质脱矿。口腔卫生差才是罪魁祸首，不该让牙齿矫正背黑锅。

误区 15　牙齿矫正只能解决牙齿问题

矫正可以改变牙齿的位置，唇齿相依，继而能改变嘴唇的前后向位置，带来软组织侧貌突度的变化。此外，唇齿关系的变化还可以带来微笑美学的变化。所以，牙齿矫正不单单可以解决牙齿问题，有时也会带来容貌的改善，甚至收获意想不到的类似整容的效果。

误区 16　牙齿矫正可以瘦脸或改变脸型

矫正医师从事的工作主要是移动牙齿，尤其是前牙位置发生改变，附近的牙槽骨也发生一定程度的改建，嘴唇的前后向位置和唇齿关系也会改变，因此带来鼻子以下面部的容貌变化，而非面部宽度或其他脸型部位的变化。

误区 17　牙齿矫正会影响孩子的身高发育

牙齿矫正历时长，经常会经历孩子的快速生长阶段，有些家长难免会担心矫正期间很多饮食受到禁忌，影响营养摄入，继而会影响孩子发育。但实际上牙齿矫正对饮食没有绝对的禁忌，关键是要注意方式方法。矫正是牙槽骨改建的过程，治疗结果会与上下颌骨的生长发育有关，但矫正本身不会影响儿童身高。

误区 18　只要是牙科专家就可以做矫正

口腔医学划分为不同专业，一般研究生阶段才能系统学习正畸专业，接受规范的专业培训并在培训中不断实践，所以口腔其他专业的专家不能进行专业的牙齿矫正而必须由正畸专科医师来做。

误区 19　很多患者喜欢跟别人比较治疗方案、疼痛感受、牙齿移动快慢，甚至治疗费用等

每个人都是不同的个体，矫正应该是针对不同人的具体情况的个性化治疗。此外治疗反应的个体化差异，也正体现了口腔医学实践性强的学科要求，所以矫正只能针对不同个体而言，横向比较实为不妥。

六、牙齿矫正过程中的护理

在日常诊疗过程中，我们经常能遇到牙齿矫正患者出现矫正器附件松脱。那么该怎么预防松脱的发生？矫正过程中如何进行护理？

例如吃较硬的水果时，要把水果切成小块再吃；尽量少吃粘糕之类的黏性食品等。防止上述食物给矫正者带来不必要的麻烦，也可以避免因饮食不当致矫正器的附件松脱，从而使整个矫治进程能顺利完成。

口腔内存在很多的细菌。当牙齿戴上矫正器之后，会妨碍刷牙，如果牙齿得不到彻底清洁，牙齿间残留有食物，则细菌大量繁衍会形成龋齿或导致牙周组织炎症，破坏整个疗程，所以，护理牙齿最理想的办法就是每餐饭后都刷牙。若餐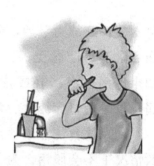后刷牙不方便，可用水或茶水漱口。儿童矫正牙齿时，除了上述要留意的事项外，要减少吃零食和糖果的数量，尤其是口香糖（口香糖黏着于矫正器上，则难以彻底清理）。在矫正牙齿时一般会选用力量很小的牵引力渐渐挪动牙齿，故不会给患者带来很强烈的不适感。不过，在初戴矫治器的几天，牙齿会有酸软的感觉及不适感。此时，可吃软饭或粥之类的食物，经过约一周的适应期后可正常饮食（但仍要留意牙齿及矫正器的护理）。

在青少年矫治牙齿进程中，父母要特别留意督促小孩谨遵医生的吩咐，如定期到医院检查，改换钢丝，戴橡皮圈等。否则，矫正的进程会被拖延，同时也不能到达理想的矫正效果。

七、初戴牙套后的注意事项

（1）缓解疼痛不适：初戴牙套后会有 1～2 周的适应期，

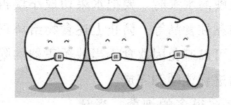

每次复诊施加力量后，牙齿可能会产生轻微的疼痛，这种疼痛通常都是能忍受的，疼痛一般持续 2～3 天，无需用药。如果疼痛没有减轻或持续加重，请与医生联系。为减轻疼痛，可采用口含凉水、食用软食、使用正畸保护蜡等措施。

（2）饮食注意事项：牙套通过粘接方式固定于牙面，一般情况下不会脱落。为了避免托槽脱落，在饮食方面需要注意以下几点。①不能啃食带骨的食物，排骨、鸡翅、鸡腿、鸭脖、兔头等应剔骨后食用。②带核的水果应去核后食用，如枣、李子、话梅等。③大块食物及较硬的水果应切成小块或片后食用，进食时用牙齿咬合面进行咀嚼，如苹果、梨、桃等。④进食较硬的食物（如花生、胡豆等）或黏性食物（如年糕、汤圆、口香糖等）很容易引起托槽脱落，应小心食用。⑤宜细嚼慢咽，切忌狼吞虎咽，如咀嚼时感到有硬物顶住托槽，则不能继续咬实，以免造成托槽脱落。

（3）良好的口腔卫生习惯：配戴牙套的患者在治疗过程中要特别注意口腔卫生。如果牙齿没有刷干净，牙面及托槽周围会有食物残渣、软垢，在口腔细菌长期作用下会出现牙龈红肿、出血、牙龈炎（典型表现为牙龈边缘红肿，刷牙出血）、牙周病、牙釉质脱矿（典型表现为托槽周围牙冠表面白垩色斑块）、龋坏等情况。请在早、中、晚三餐后，进食零食后，复诊前一定要刷牙。每次刷牙的时间不少于 3 分钟。确保每颗牙齿的三面（唇面、舌面、咬合面）都能得到有效清洁。重点清洁矫治器周围，要把牙齿上的软垢及残留的食物残渣仔细刷干净。推荐使用小头软毛牙刷或正畸专用牙刷（边缘刷毛较长，中间刷毛较短，能够较好地适应粘贴托槽后的牙表面形态）、含氟牙膏、牙线、间隙刷、冲牙器等。

（4）良好的医患配合

① 按时复诊：根据医生的上班时间和您的具体情况，预约好复诊时间。如果您临时有事请在该医生上班时间打电话更改约时间。

② 以下情况及时联系：如果矫正器脱落，或发现口腔内有钢丝扎嘴或者钢丝变形，要及时与医生联系。医生会根据您的具体情况安排处理时间。

③ 严格按医嘱配戴矫治装置。

（5）纠正口腔不良习惯：口腔不良习惯可导致口颌系统受到异常的压力，口腔不良习惯持续的时间越长，错颌畸形发生的可能性和严重程度就越大。因此尽早改掉不良的口腔习惯，阻断畸形的发生发展十分必要。

八、成年人矫正利弊分析

成年人去做牙齿矫正，会考虑的比较多：担心戴牙套影响形象被同事议论，怕人家说你都一把年纪还臭美整牙，担心效果不好反而更不好看，还担心矫正后有副作用又反弹……

要看成年后正畸到底值不值得，我们先一起分析分析做牙齿矫正的利与弊。

（1）时间和金钱：人在成年后生长发育已经停止，牙槽骨基本成型，要想达到最好的矫正效果，所需时间肯定要比青少年矫正的长。通常情况是在一年半到两年，牙齿情况好些的或者用隐形矫正的时间上能够稍微短一些。做了矫正后，每个月要去医院复诊一到两次，每次加上花在路上的时间大概需要一两个小时。

（2）关于价格：不同地区，不同机构均不同，具体可咨询牙医。

（3）怕拔牙：很多人害怕矫正牙齿就害怕拔牙，原因是误认为拔牙会让牙齿变松，以后老了牙齿容易掉。还有觉得天生的牙齿很重要，少一颗以后没办法补的。

这些都是真的！但是，这些前面都少了一个范围，拔牙不补，牙齿才会松！

牙缺失长期不补会让旁边的以及对应上下侧的牙齿更容易松动，也更容易患牙周疾病。但正畸拔牙是为了给其他牙齿腾空出来，牙齿内收排齐之后牙缝会关闭，不会引起邻牙松动。

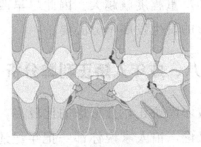

缺牙后牙齿的移动

其实正畸还适用于本身蛀牙很严重，或者意外摔伤牙齿的等牙齿正好缺失或缺损严重者，矫正牙齿后可以不用再装假牙了。

用矫正的方法可以治疗修复牙缺失。更不要说正畸经常拔除的是第一前磨牙这些基本在咀嚼上功能不大的牙齿了，拔除后只要牙齿重新排列整齐了，根本没人看得出你曾经拔过牙。

（4）怕嘴凸：戴牙套本身就是为了矫正嘴凸、龅牙才做的牙齿矫正术。

在戴金属或者陶瓷的托槽矫正的时候，因为牙齿上多了个托槽，可能视觉上嘴会显得稍微有点前突，但矫正完成之后，摘了牙套就恢复正常了。还有一种情况，如果本身医生建议拔牙矫正，但患者自作主张不肯拔牙矫正，原来挤到参差不齐的牙齿被迫排成一列，嘴只有往外凸才能将牙齿排列整齐。

所以遵从医嘱，合理选择方案也是很重要的。

（5）怕牙套脸：由于矫正过程中，牙齿都是轻度松动的，不咬硬物，咀嚼力轻，面部肌肉运动量大大减少，咬合肌退化、变小。

假如是脸部比较丰满的人，咬合肌变小，一般不会明显；如果是面部本来就是比较瘦的人，凹陷后就显得更瘦，也就是传说的"牙套脸"。

此外，如果大家在看到网上那些对比图的时候仔细一些，就可以看到照相的角度不一样，效果的差别很大。比如从上往下照就会显得特别瘦，还有注意灯光，灯光从正面照时显得丰满，光线从四周照过来显得比较瘦。他们写这样的文章时，常常为了增加说服力，当然是对比越强烈越有说服力。超过30岁的人，就算是不进行矫正，由于口腔颊脂垫退行性萎缩，脸都有可能会凹陷。

矫正时要全面收集资料、综合分析、谨慎诊断。有的改变如脸形也只能是改善，不能达到完美。故做矫正治疗之前要做好心理准备，权衡轻重，理性看待。

（6）在牙齿矫正期间也会出现牙齿敏感：因为牙齿在发生缓慢而持续的位移，所以特别是在医生施加力量或者刚开始挂橡皮筋，隐形矫正刚更换牙套的时候，这种酸痛敏感会比较明显。

建议这时不要吃坚硬的食物，可以喝些酸奶，吃些流质食物、含颗奶糖、巧克力等。

牙齿的敏感酸痛在牙齿矫正完成后会逐渐消失，不用过多担心。

成年后做牙齿矫正，已经不仅仅是为了更好看了，而是为了更健康的生活，为了给家人一个更好的自己，为了自信的工作和事业的上升。

其实很多成年人做牙齿矫正，往往会在口腔医院门口踌躇，希望你了解后可以坚定地走上健康的变美之路。

九、牙齿矫正的二十一个问答

牙列畸形有众多危害，相信大多数人士都有这种常识。因为牙列畸形导致的咬合不佳、消化不良、牙周炎等问题，都迫切需要解决。

对于矫正，大家有很多疑问，"整牙有没有副作用?""我的情况能做矫正吗?""我能不能不拔牙?"……下文就关于矫治前、中、后需要注意的问题，做一一解答，帮助大家排解疑惑。

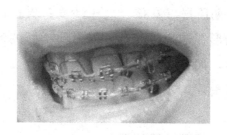

问题一：什么时机矫正牙齿最佳？

回答：一个人要想有一副整齐美观、功能完善的牙齿，就必须定期检查，发现牙床发育或牙齿排列的异常问题，应由正畸专科医师来衡量最佳的治疗时机。关于矫治的最佳年龄，还需根据孩子的牙齿错颌类型而定，一般分三个阶段。

（1）乳牙期阶段（4～5岁）：该期主要适用于乳牙反颌（俗称地包天），早期矫治有利于上颌骨发育，预防恒牙反颌。如果孩子有不良习惯（如伸舌、咬唇等），在这个阶段也可以得到纠正，预防错颌的发生。

（2）替牙期阶段（女孩，9～11岁；男孩，10～12岁）：适用于由于不良习惯、舌干扰等因素引起的早期功能性错颌和骨性错颌患者。在替牙期阶段，家长如果发现孩子有不良习惯（如咬唇、伸舌、前伸下颌等）、面型异常和牙齿排列异常等情况，应及时带孩子到医院找正畸专业医师检查咨询，确定是牙性、功能性还是骨性错颌畸形，并以此确定治疗时间和治疗方案。因为这个阶段是孩子生长发育的青春前期和高峰期，如果孩子是功能性或骨性错颌畸形，那么在这个阶段治疗可以充分利用颌骨的生长潜能，通过促进或抑制颌骨的生长而达到治疗目的，对改善孩子的面型和功能更有利。

（3）恒牙期阶段（女孩，11～14岁；男孩，13～15岁）：常见的错颌畸形在这个阶段都可以得到很好的治疗。个别严重的错颌畸形，如有家族史的"严重反颌"，应在18岁后行正颌外科手术治疗，才能达到理想的效果。

问题二：选择哪种矫治器？

回答：随着口腔医学技术及患者对矫牙美观要求的日益提高，正畸矫治也由活动矫治器、颊侧固定托槽，慢慢发展出陶瓷托槽、舌侧隐形托槽及无托槽隐形矫治器等多种矫治材料及方式。患者可与医生沟通后，根据疗效、美观性及舒适度来选择适合的方式进行治疗。目前常见的矫治器有以下几种。

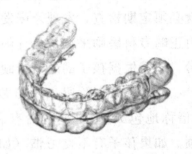

（1）金属托槽：金属托槽是指通过粘接剂将矫正托槽粘固于牙齿颊面，通过矫正弓丝对牙面上的矫正托槽施加力量进而矫正牙齿。这种托槽，患者不能自行取下。目前世界上应用最为广泛的金属托槽是直丝弓托槽，因其使用最多、应用最广，因此在各方面的矫治功能也较完善。

（2）陶瓷托槽：陶瓷材料因其色泽接近天然牙齿，粘在牙齿上隐蔽性较好，因而深受成人及美观要求较高的患者所喜爱。但陶瓷材料的强度较弱，易在治疗或拆除过程中产生断裂，影响治疗结果。且色泽容易因为患者的不良口腔卫生习惯而导致染色及变色。但随着新一代微晶陶瓷材料的诞生，这些曾有的缺陷如今已被克服。在保证整体强度的前提下，现今的高端陶瓷托槽体积更小，强度更高，同时还拥有不易染色、变色及容易拆除等优点。

（3）舌侧隐形托槽：舌侧隐形矫治技术是近些年来国际上兴起的一项比较先进的正畸技术。它是将托槽全部安装于牙齿的舌侧面进行正畸治疗，外观上看不到任何正畸痕迹。舌侧隐形矫正技术在欧美和日本等发达国家相对成熟，其对医师操作的要求较高，技术难度较大，价格也不菲。

（4）无托槽隐形矫治器：是通过 3D 立体电脑技术，量身定制一系列透明牙托来完成整个矫正疗程的一项技术。与传统正畸方法相比，无托槽隐形矫治可自由摘戴，故其在口腔清洁、舒适度及美观度的优势明显，但无托槽隐形矫治需要患者高度配合（每日佩戴时间需大于 22 小时），如无法按时间要求佩戴，疗程将有所延长，疗效也会大打折扣。故其在治疗结果及治疗适应证等方面，较固定矫治器仍存在一定的差距。

问题三：矫正牙齿会造成松动和早脱吗？

回答：现代口腔正畸学研究揭示，牙齿矫正通过轻力诱导牙齿移动，这是一种缓慢的生物性改建过程，被移动的牙齿一侧牙槽骨吸收，另一侧牙槽骨新生重建，最终使矫正后的牙齿重新定位并稳固。因此，接受正规的矫正治疗一般不会对牙齿、牙周组织产生创伤。

矫治时牙齿因受力发生移动的过程中，有一定程度的松动是正常的，但矫治完成后经过一段时间的保持，牙齿周围的牙槽骨经过改建，牙齿会变得和以前一样稳定。所以，患者不用担心出现矫正牙早脱的现象。

问题四：为什么矫正前需要先拔牙，拔牙后需要镶牙吗？

回答：由于现代人吃的食物逐渐精细，牙床变短，而牙齿数量和大小变化较少，因此产生牙齿拥挤。经历一个多世纪的技术发展和临床实践，充分验证了拔牙在矫正中的可行性和对提高正畸疗效的重要作用。

正畸临床医师已将拔牙作为常规手段，来矫治一些牙齿严重拥挤错乱的患者。通过专业医师正规的治疗，牙床上拔牙后的间隙可被完全关闭，不存在再次镶假牙的说法。而一些牙床比较前突、牙齿拥挤的病例，就是利用了拔牙间隙来将突出的前牙往后收，达到了改善患者牙列及面容美观的目的。拔牙矫正的患者治疗后，牙齿排列和咬合得以重建，只会对其口颌系统的健康更为有益。

问题五：拔牙会损伤神经，甚至影响智力吗？

回答：每颗牙齿都有独立的神经末梢从牙根尖进入，拔牙时不会损伤其他牙的神经或主干神经，更不会影响患者的智力。

问题六：成年人还能矫正牙齿吗？

回答：排齐错位的牙齿，获得正常口腔功能和美观的容貌，已成为成年人生活追求的一部分。

成年人的正畸治疗与青少年相比有很大不同，这是由于成年人生长发育已经完成，代谢速度变慢，生物反应性降低，牙槽骨改建比较缓慢，牙齿移动相对慢一些，所需要的治疗时间也比较长，且正畸治疗后易复发，治疗后的保持就显得更加重要。同时，成年人的错颌畸形常伴随其他口腔疾患，如龋病、牙周病、牙齿磨耗、残冠、残根、口内不良修复体、颞下颌关节疾病等，所以成年人的正畸治疗更为复杂。在开始正畸治疗前，要全面控制牙周疾病，拆除口内不良修复体，否则会影响矫治器的戴用和牙齿的移动。成年人要在良好的口腔卫生条件下进行正畸治疗，在治疗过程中还要注意观察牙周情况的变化。由于主客观多方面的因素，成年人在进行正畸治疗时，不能急于求成，对治疗的复杂性要有充分的认识和思想准备。

问题七：正畸治疗需要多长时间？

回答：1.5~2年。但各个患者的牙齿畸形程度不一，治疗所用时间也就有所不同。只要患者与正畸医生合作良好，按时复诊，保持口腔卫生健康，保护矫治器不损坏，那么正畸治疗的时间就会大大缩短。

问题八：矫正的目标是什么？

回答：牙齿正畸最主要的目标是：排齐牙齿，调整咬合。所以首先，大多数人戴牙套的动机就是牙齿不好看，这是最直观的一点。你的牙齿是否整齐、漂亮，会直接影响到颜值的高低，因为牙齿问题可能会影响脸型，特别是侧貌，例如嘴突、地包天等。

问题九：隐形矫治与传统矫治有何区别？

回答：随着医疗水平的提高，近年来无托槽隐形矫治器越发流行，用户佩戴可以自行摘下的透明牙套进行矫正，从外观上基本看不出来，比传统矫治器更加美观。

问题十：矫治费用是怎么核定的？

回答：矫正价格＝医生劳务技术成本＋设备及材料成本＋服务成本。

问题十一：牙齿矫正流程是怎样的？

回答：初诊→拍摄正侧位Ｘ线片→取全口上下咬合模→拍摄正侧位相貌照片→错颌方案的分析与设计→矫治器的选择→建立矫治档案→实施矫治计划→按时复诊。

问题十二：牙齿矫正对年龄有要求吗？

回答：牙齿矫正没有年龄的限制。青少年新陈代谢快，适应能力强，牙齿正畸需要的时间也相对较短，在12～16岁期间矫正最佳。但牙齿正畸不仅限于未成年人，只要牙齿自身的牙周情况允许，成年患者也完全可以接受牙齿矫正。

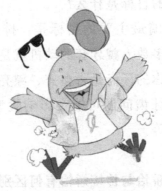

其实，只要牙周条件健康，牙齿矫正和年龄没有太大关系，因为牙齿是可以终身移动的。

问题十三：整牙会不会改变脸型？

回答：撑起人们面部轮廓的主力是上下颌骨、颧骨和唇颊软组织，正畸对正面脸型的改变相对较小，但是整牙对侧貌改变有可能是"翻天覆地"的。

问题十四：骨性畸形适合什么矫正技术？

回答：一般来说，轻微骨性畸形或者牙性骨性畸形都存在，可以通过一般矫治获得良好的效果；严重的骨性畸形问题需要做正畸正颌联合治疗。至于你是哪一种，还需要医生判断。

问题十五：牙齿畸形对健康有何危害？

（1）影响口腔功能的正常发挥：降低牙齿咀嚼效率、影响嘴巴发音，甚至可能造成颞下颌关节紊乱、偏头痛等问题。

（2）影响牙周组织健康及口腔卫生：可能引起牙结石堆积、龋齿、牙龈及牙周问题。

（3）影响心理健康：牙齿畸形会引起自卑心理，不愿意开怀大笑。因牙齿外形不佳，害怕被别人嘲笑。

问题十六：有烤瓷牙、种植牙能矫正吗？

回答：烤瓷牙能不能做牙齿矫治，要看烤瓷牙的颗数、位置，这个要医生检查之后才能确定的。一般不建议先做种植，再整牙。因为矫正牙齿会使牙齿移位，而种植牙的种植体是固定，不能移动，矫正比较困难。

问题十七：多久复诊一次?

回答：佩戴牙套后，一般 1～2 个月复诊一次，有些海外工作、留学的患者也有半年回国复诊一次的情况，具体复诊周期需要与临床医生沟通确定。

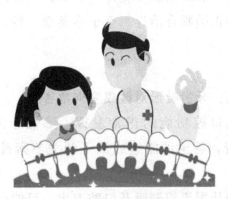

牙齿矫正，医生要根据牙齿实际情况和矫治计划进行，每个人的情况不同，矫治时间也不同。

整牙并不只是把牙齿排齐，还涉及咬合关系的稳定，需要医生精细调整到最佳状态。

问题十八：正畸治疗当中，橡皮筋有什么用?

回答：一般来说，橡皮筋主要起以下几种作用：

①关闭间隙。②调整中线。③调整前牙覆颌覆盖。④调整后牙咬合关系等。

问题十九：矫治过程中吃东西有哪些需要注意的？

回答：在刚开始戴牙套以及每次复诊后的头几天，会觉得牙齿酸、胀、痛、软，咬东西无力，刷牙有轻微疼痛感等，这些都是正常现象。在这几天中，饮食以软食及半流食为主，比如烂面条、大米粥、鸡蛋羹等。适应期过后也不宜吃过硬、过黏的食物，两侧轮流咀嚼，多吃维生素含量高的食物，餐后及时漱口，清除塞牙食物，保持口腔卫生。

建议用口腔冲洗器（水牙线）、正畸牙刷、牙线、牙间刷等工具，有利于清洁牙齿、牙周又不损坏矫治器。

问题二十：能中途换医生吗？

回答：通常不建议中途换医生。因为所有费用要重新交，还得祈祷能找到愿意中途接手别人案例的医生。所以为了避免这种情况发生，最开始就应该找到值得信任的好医生。如果是出国之类的被动情况，就需要原先的医生好好和新医生做好对接。

问题二十一：保持器要戴多久？

回答：在矫治结束后，需要佩戴保持器，以使牙齿稳定在排列良好的新位置上，避免反弹（复发）。

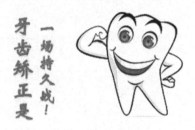

牙齿矫正是一场持久战！

一般需要佩戴2年以上。第一年，除了进食以外都需要佩戴；随后佩戴时间越来越短，如只需要睡觉戴，或者隔天戴。

矫正结束后持续佩戴保持器，有利于牙周及口腔的健康。

（黄红亮　常州市口腔医院正畸科）

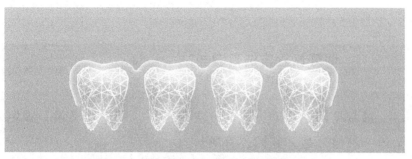

第十四章　关于假牙

　　人在，钱在，牙齿没有了，与各种美食都无缘，乃人生一大痛苦。无论是哪个年龄段，没有好的牙齿，只能对美食望尘莫及。尤其是老年人，能够拥有一副好牙齿，无疑是件让人羡慕的事情。而事实上，在中国人均缺牙大于 2 颗，65 岁以上老年人人均缺牙达 11 颗。那么假牙修复有哪些种类呢？

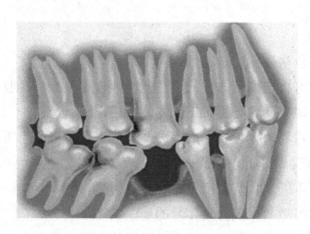

假牙修复方法有哪些?

最常见的修复缺失牙的方法有三种，即活动义齿、固定义齿、种植牙齿，它们各有所长。

（1）活动义齿：利用周围的牙齿作为支撑，通过卡环来固定假牙。

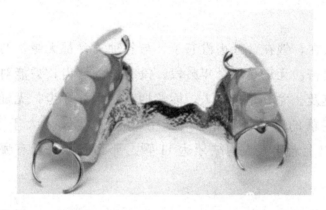

优点：

- 价格便宜，费用低；
- 可自行摘下，方便清洗，能够较好地保持口腔清洁；
- 缺失几颗牙都可以修复，适用广泛；
- 对周边牙齿要求度不高，且对周围健康牙齿无损害。

缺点：

- 不舒适、装戴不方便、有异物感；
- 咀嚼效果仅为自体牙的 30% 左右；
- 对发音有影响，适应时间较长，每次必须取出清洗。

（2）固定义齿：老百姓多称其为"烤瓷牙"，烤瓷牙修复需要磨除两侧相邻自体牙，作为基牙，以固定烤瓷牙。

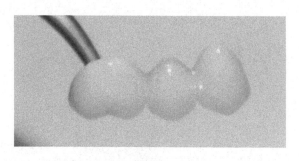

优点：

- 咀嚼能力较强；
- 舒适、使用方便、不影响舌头活动；
- 美观，使用寿命较长。

缺点：

- 要求周边牙齿必须健康，缺失 1～2 颗为限。须对周边牙齿进行磨削，属创伤性修复；
- 不方便清洁。在烤瓷牙周边缝隙中容易残留食物渣；
- 费用较活动义齿贵。

（3）种植义齿：也称为"种植牙"。其功能接近自然牙，美观，清洁方便，被誉为继乳牙、恒牙后，人类的第三副牙齿。目前已成为口腔领域公认的缺失牙的首选修复方法。

优点：

- 不损伤邻牙；
- 舒适美观；
- 耐用，咀嚼功能恢复好。

缺点：

- 价格相对比较昂贵；

• 从种植开始到最终修复时间相对较长，一般需要 3 个月以上。

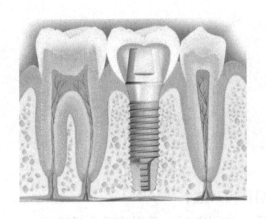

拔牙后多长时间可以装假牙？

三种义齿可以根据自己的需求来修复。一般拔牙 1 个月后可以装活动假牙，2～3 个月后可装固定假牙，3～4 个月后可以装种植牙。牙医一般会根据每个患者的不同口腔状况来建议患者选择义齿。

固定类假牙有哪些？

（1）普通镍铬合金烤瓷

优点：价格低廉、经济实惠。

缺点：牙龈容易着色，出现牙龈发黑、发灰的现象。内冠是由耐高温金属如镍铬合金铸造而成，在复杂的口腔环境中，暴露在口腔中的金属部分会慢慢分解，并释放黑色的氧化物，导致局部组织染色，这也是该种修复体会导致牙龈变黑的最重要原因。据报道，亚洲女性有 20％对镍金属过敏。镍、铍离子对人体致敏致癌性有相关报道但尚存争议。目前临床应用较少，大部分患者不选择此种假牙。

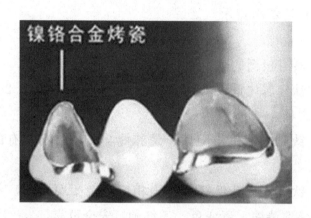

（2）钴铬合金烤瓷牙：当很多患者无法承受贵金属烤瓷牙昂贵的费用，而对普通镍铬合金烤瓷的金属材质又持有疑问时，实用而经济的钴铬合金将是相对理想的选择。

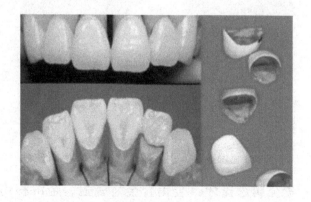

钴铬合金最早用于制作人工关节，具有良好的生物相容性，现已广泛应用到口腔修复领域。由于其不含有对人体有害的镍元素与铍元素，安全可靠且合理的价格已成为广大患者的理想选择。但对光线通透性差，前牙修复在荧光灯下呈青黑色。

（3）纯钛烤瓷牙

优点：

• 具有极低的热传导，对活髓牙无刺激。

• 钛金属比重仅为纯金的 $1/4$，钴铬金属的 $1/2$。强度是金属之最。

• 钛对 X 线呈半阻射，是其他金属材料不具有的独特性能。

• 钛金属具有极好的生物相容性及耐腐蚀性。不刺激牙龈而导致萎缩，不变色，不红肿，安全可靠。

缺点：纯钛金属自然特性导致与瓷层结合不佳，患者咀嚼力过大时常常容易崩瓷。

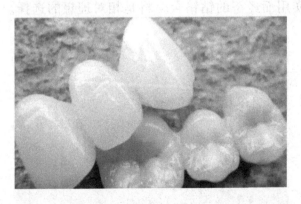

（4）贵金属烤瓷牙：金铂合金烤瓷冠、金沉积烤瓷冠、银钯合金烤瓷冠等属贵金属烤瓷冠，内冠分别为金铂合金、

99.99%的电镀纯金、银钯金合金。它们均属于惰性金属，优点为生物相容性优异、金瓷结合力超强、颜色柔和无黑影折射、不影响磁共振等仪器检查。成为代替纯钛和钛合金烤瓷的最佳替代选择。

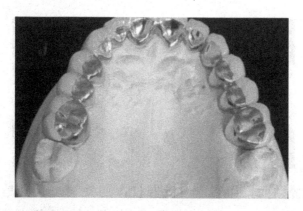

（5）全瓷类假牙

① 铸瓷：铸瓷系统经过 15 年的临床验证，证明了它具有长期的真实自然效果；铸瓷牙具有优异的生物相容性、理想的光线通透性、完美的美容效果等优点，目前临床上拥有大量成功美容修复病例。但其硬度不如氧化锆全瓷冠高，所以常应用于前牙修复，不适合后牙固定桥义齿设计。

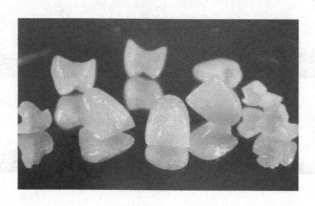

② 氧化锆全瓷：计算机辅助设计的全自动机械切削氧化锆全瓷牙，可同时应用于前牙和后牙的单冠或固定桥，具有较强的透光性与强度，可以实现最佳的美学通透效果，可使用传统黏合方法。缺点是目前费用较高。

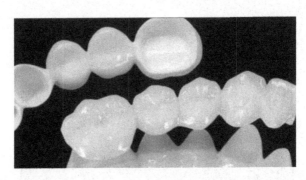

③ 瓷贴面：如果牙齿没有较大的缺损，而只是色泽不佳，建议您采用这种口腔前牙美容最微创的修复方式，可达到明显的美学效果。它是通过将牙齿唇颊侧表面均匀地磨除一层（0.3~0.5mm）后，用牙科专用瓷性材料重塑牙齿外形和色泽，因为可以精确地控制牙齿颜色指标，因此美容效果很好，耐磨性与牙齿相近。

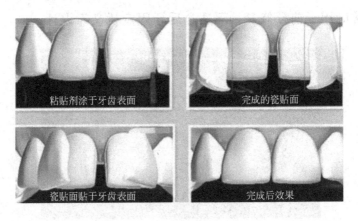

优点：牙齿磨除量只相当于常规烤瓷修复的 1/3 左右，而且不会破坏邻接点与舌侧牙齿硬组织，无异物感。透光性强，美容效果显著，尤其是适用于前牙缺损患者。

（6）种植牙：种植牙就是将高科技人工合成材料制成的种植体一端植入缺失区的牙槽骨内，另一端暴露于口腔，在暴露端制作形态逼真的假牙，是由种植体和种植体支持的上部结构组成的。

通俗地讲，种植牙就是通过牙槽外科手术将人工材料制成的种植体植入缺牙区牙槽骨中，作为人工牙根，然后以此为基础修复缺失牙。种植牙的手术很小并且安全，无需住院，在门诊即可完成，手术过程无痛，术后即可进食，一般手术时间很短，一般需要 0.5～1h。

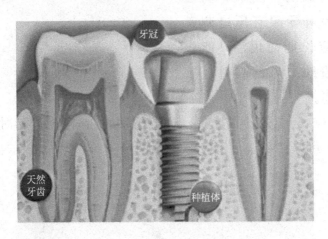

 活动类假牙有哪些?

（1）可摘局部义齿：缺牙比较多，且本身牙槽骨条件欠佳，可以选择铸造钢托的可摘活动义齿，价格相对较低，且容易清洗。

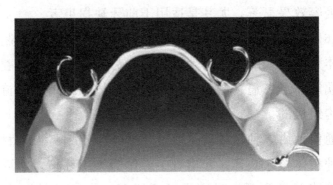

（2）隐形义齿：适用于前牙区过渡性义齿修复。无卡环设计，美观，固位好。因对牙龈有压迫刺激者不应长期使用，只能作为牙齿缺失后的临时过渡修复体。

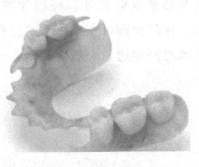

（3）全口义齿：老年人牙齿全部缺失，考虑到相对价格较低，可以使用全口义齿修复。

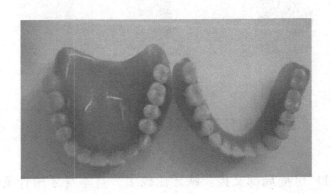

固定+ 活动类（半固定类）假牙有哪些?

传统的活动假牙会暴露出用于义齿固位的金属卡环，非常影响美观。在临床工作中，患者常会向医生提出这样的要求："医生，您能不能把假牙上的金属挂钩去掉，我不希望露出金属"。

要在以前，患者只能得到否定的答复，但现代的牙科工艺可圆了患者们的美观梦，同时也增加了假牙的固位力。

（1）套筒冠附着体：套筒冠附着体是利用套筒冠的内外双重冠结构，把假牙与基牙连接起来的修复形式。套筒冠由内冠和外冠组成，内冠粘固在基牙上，外冠与假牙其他组成部分连接成整体，义齿通过内冠与外冠之间的摩擦作用产生固位力，使义齿取得良好的固位。

套筒冠义齿具有独一无二的特点：一如其他所有精密附着体，它能将活动义齿的自行摘戴、易于清洁的优点与固定义齿的功能恢复良好、异物感小的长处有机结合，尤其适合牙周病经过治疗后的义齿修复，能很好地起到牙周夹板的效果。

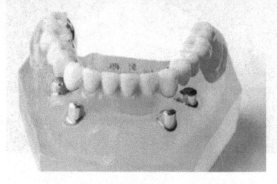

（2）精密附着体：精密附着体的设计与临床试验成功，代表了当今牙科工艺技术发展的最新水平。该系统功能性很强，患者可简单方便地进行摘戴。其适用范围从用于牙间隙修复，到单侧和双侧后牙游离缺失修复。

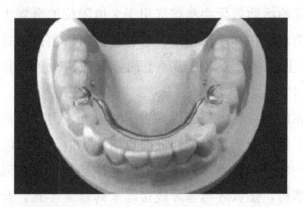

（3）栓道式精密附着体：是缺牙多却不适宜直接做固定义齿修复的最佳设计，优点有以下几点。

① 固位力强，稳定性好，完美恢复缺失牙功能。

② 美观不露金属。

③ 基托面积小，异物感小。

④ 方便患者自行清洁。

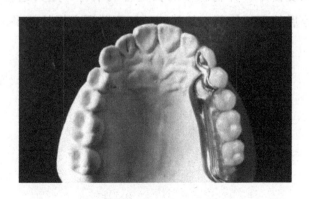

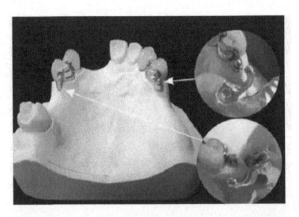

（4）太极扣：太极扣是为配合专业牙医的需求而开发的用于可摘修复体的一种简单、可靠、高适应性的附着体系统。太极扣是目前得到最广泛认可的弹性牙科附着体。

在可摘局部义齿、牙支持和种植体支持的覆盖义齿病例中，太极扣是经验丰富和刚刚开始精密附着体制作的牙科业内人士的最佳选择。

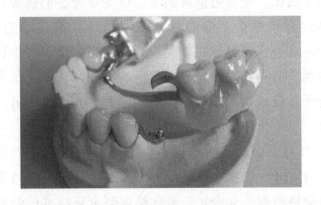

（5）磁性附着体：保存残冠、残根做覆盖义齿，利用磁铁的磁性增强固位力；采用日本进口磁铁，固位良好，咀嚼效率高，比全口义齿更加稳定，固位力显著提高。

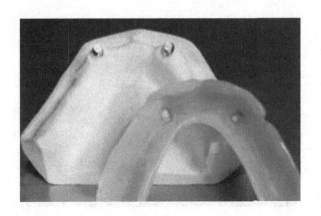

 什么是二氧化锆全瓷牙?

二氧化锆化学性质良好,耐高温。20 世纪 70 年代,德国发明了 In-Ceram 技术,采用二氧化锆制造全瓷冠,并很快应用于临床。全瓷冠逼真的美学效果令牙医们震惊,连牙医也很难分辨真假。随着材料科学和计算机技术的发展,CAD-CAM 技术(计算机辅助设计、激光扫描,再由计算机程序控制研磨制作)被应用于假牙的制作,其中二氧化锆电脑全瓷牙是最成功的产品,目前临床上已经广泛使用。

(1)二氧化锆全瓷牙的特点

① 牙冠无金属支撑,但是具有较高的强度,折光率基本接近自然牙,边缘密和精度高,具有极佳的美学效果。缺点则是价格昂贵。如今,二氧化锆电脑全瓷技术已经风靡美国和欧洲国家,为广大四环素牙患者带来了最佳的治疗效果。

② 密度和强度很高。独一无二的抗破裂性及破裂后强

韧的固化性能，最多可制作 6 个单位以上的烤瓷桥，解决了所有全瓷系统不能做长桥的问题。

③ 牙齿颜色的自然感觉以及不存在金属牙冠边缘易变黑问题，这些都大多数患者采用二氧化锆全瓷修复的原因。尤其适用于对美观要求高，更加重视其色泽自然的患者，这样就使修复体同健康牙齿浑然一体，很难区分。

④ 全身做核磁共振检查时，非金属的二氧化锆对 X 线却无任何阻挡，核磁共振检查时都不需要拆掉假牙，省去很多麻烦。

⑤ 二氧化锆是一种高科技生物材料。生物相容性好，优于各种金属，包括黄金。二氧化锆对牙龈无刺激、无过敏反应，很适合应用于口腔，避免了金属在口腔内产生的过敏、刺激、腐蚀等不良反应。

⑥ 二氧化锆材料与其他全瓷修复材料相比，其强度上的优势使医生不用过多地磨除患者的真牙，就能达到极高的强度。

⑦ 二氧化锆全瓷牙具有极高的品质，其品质高不仅因为其材料，设备昂贵，更因为其运用了当今最先进的计算机辅助设计、激光扫描，再由计算机程序控制研磨制作而成，尽显完美。

基于以上优点，二氧化锆被誉为"陶瓷钢铁"，展望未来，这种高品质陶瓷材料正成为当今牙齿美容修复的潮流。二氧化锆电脑全瓷牙虽然有很多优点，但是，其技术要求也很高，也就是说只有高水平的修复医生，才能较为熟练地掌握该技术。

（2）二氧化锆的安全性：医用的二氧化锆在生物安全性

方面表现均非常出色。大量实验与临床病例证明，二氧化锆对骨、软组织、细胞等均无毒性损害，也无过敏反应报道。

① 患者担心二氧化锆是否有放射性，实际上二氧化锆来源的锆石，需要经过提纯处理、粉体加工等多个步骤，加工过程会去除其中的杂质。国家市场监督管理总局对上市的所有陶瓷材料有严格的标准，只有满足放射性实验要求后才可作为医用材料。实验表明，纯二氧化锆粉体放射性不仅小于玻璃陶瓷，甚至低于人类骨组织。

② 二氧化锆有时会被误认为是金属的一种。这是混淆了金属元素和金属的化学概念。二氧化锆并非锆金属或锆石，虽然含有金属元素，但却是陶瓷。这如同食盐的化学成分氯化钠与金属钠的区别。

（3）二氧化锆修复体的崩瓷率：临床统计，二氧化锆的崩瓷发生率并不比传统烤瓷修复体高。研究发现二氧化锆崩瓷的发生主要原因有三方面。

① 底冠形态设计不良，局部表面饰瓷过厚。

② 饰瓷烧结时未按标准进行温度控制，比如快速冷却。

③ 医生调节不到位。

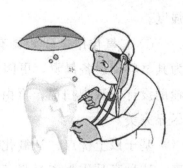

（4）全瓷二氧化锆的磨耗性：对于一些咬合紧，备牙空间不足的患者，全瓷二氧化锆修复体是一个不错的选择，您大可不必担心对颌牙造成过度磨耗。因为二氧化锆的磨耗性能取决于材料表面的光滑度，而非硬度。因此，全瓷二氧化锆修复体经抛光或上釉后，不会造成对颌牙的过度磨耗，调磨后需进行上釉抛光。二氧化锆瓷牙适用于美容牙、严重的四环素牙、氟斑牙、畸形牙、变色牙等；对金属或塑料过敏者可制作前后牙单冠、连桥。还适用于夜磨牙病例、基牙备牙空间不足病例、种植体病例、其他易崩瓷病例等。

都说全瓷牙好，究竟好在哪里?

什么是全瓷牙? 全瓷牙其实也是一种假牙，作为口腔修复中的一种修复体。之所以称为全瓷牙，主要是因为这种假牙中不含任何的金属层，是由陶瓷切削烧制而成的。

全瓷牙，又称全瓷冠，是覆盖全部牙冠表面，且不含金属内冠的瓷修复体。由于内冠不再使用金属，而采用与牙齿颜色相近的高强度瓷材料制成，因此较金属基底烤瓷修复体更美观，半透明度与天然牙近似，修复后牙龈边缘表现更加自然，可达到仿真效果，且具有对周边组织无刺激等优点，已被广泛用于临床，尤其在前牙美学修复时常被大部分患者选用。

有些人误以为全瓷牙就是烤瓷牙，但是事实上却并非如此。那么全瓷牙和烤瓷牙的区别有以下几点。

(1) 仿真度高：全瓷牙的使用材料中不含金属，因此外形仿真透明。烤瓷牙金属内冠不透明，需用不透明瓷遮盖金属基底，影响修复体的透明度，使得烤瓷牙美容后有明显的白垩色，在牙颈部更有金属基底造成的"黑线"影响美观。全瓷牙则用良好的透明性与折光性而高强度的内冠解决了这一美容顽症，使牙颈部也能达到良好的美观效果。

（2）不易造成磨损：烤瓷牙的硬度大于牙釉质，可造成对颌牙的磨损。而全瓷牙的硬度与牙釉质近似，不易磨损对颌牙。

（3）不存在牙龈"黑线"问题：金属在口腔内易氧化形成灰色氧化物，散在沉积到牙龈边缘，引起边缘变灰，影响美观；全瓷牙没有这种问题。

（4）维护牙龈健康：部分烤瓷牙的金属，对牙龈有较严重的刺激，部分人（尤其是女性）对其过敏，造成牙龈肿胀、出血；全瓷牙则一般不会发生过敏现象。

（5）内外冠结合：金属和瓷的结合是薄弱的一环，经常可以见到瓷和金属剥离，露出灰黑的金属的情况。全瓷牙则是内外冠都是瓷，瓷和瓷的结合不会出现这种情况。

 什么是烤瓷牙？

烤瓷牙距今已经流行十几年了，所以很多牙齿缺失患者一说到修复牙齿，都会先想到烤瓷牙。但是，不少烤瓷牙中所含有的金属层，成了很多患者心中的顾虑。

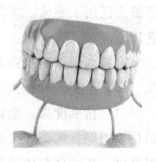

烤瓷牙，即烤瓷熔附金属全冠又称金属烤瓷联合冠。瓷粉经过高温烧结熔附于金属内冠表面而形成的全冠修复体。金属烤瓷冠是目前临床使用最多的全冠修复体，兼有铸造金属全冠机械强度好和全瓷冠美观的优点。

镍铬、钴铬、贵金属和全瓷牙哪个好?

烤瓷牙是口腔修复中经常应用的修复体,用以恢复牙体正常的形态与美观,起到缺牙后的修复以及根管治疗后保护剩余牙体组织等的作用。烤瓷牙通常分内层和外层,里面为金属,外面覆盖美观性极佳的陶瓷材料。由于制作材料的不同,烤瓷牙的种类也格外丰富。

(1)镍铬合金烤瓷牙:非贵金属镍铬合金烤瓷牙是用镍铬合金做内冠,表层烤瓷。其材质是由镍、铬、铍、锰等金属构成。特点是强度高,价格低,能够形成致密的氧化层,过去是国内使用最为普遍的一种烤瓷牙,但如今正在被逐步淘汰,因为镍铬合金最大的问题是部分患者可能会出现过敏症状,对牙龈牙周也会造成刺激和不良反应。由于镍金属相对于别的金属来说活性较高,存在金属离子的游离释放,产生牙龈的游离黑线和轻微的毒性反应的情况。所以镍铬合金烤瓷牙在正规医院牙科已被淘汰。

(2)贵金属烤瓷牙:贵金属烤瓷合金主要元素为金、钯、铂等,其突出的优点是无毒无刺激,极少引起过敏,所制作的修复体精度高。另外金合金橙黄底色与人体牙龈组织色调接近,没有灰黑色边缘的问题,显得美观自然。

贵金属烤瓷凭借其卓越的生物相容性一直受到业内人士的推荐,但贵金属烤瓷修复的价格昂贵,影响了其推广。

(3)钴铬合金烤瓷牙:镍铬合金烤瓷有许多弊端,而贵金属价格居高不下,普通老百姓不易接受,那么中间价位的烤瓷谁可争锋？钴铬合金烤瓷具有两者所不具备的优势，它不含有对人体有害的镍元素与铍元素，安全可靠且价格合理。钴铬合金烤瓷牙已成为患者非贵金属烤瓷修复的首选。

 这样的烤瓷牙必须拆掉，否则牙都烂掉了！

不要以为做了烤瓷牙就一劳永逸了，建议当你的烤瓷牙出现以下一系列问题时，不要犹豫，尽快请牙医拆除换新。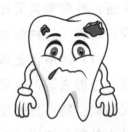

（1）出现牙龈黑线：这也是佩戴烤瓷牙（镍铬合金、钴铬合金等）后最常出现的情况，因其价格低廉而备受欢迎，但是在长期的佩戴过程中会出现牙龈发黑的现象。因为非贵金属烤瓷牙在口腔内氧化成灰色氧化物，时间久了沉淀于牙龈，造成牙龈黑线。专业医生建议遇到这种情况要拆除烤瓷牙，更换全瓷牙，否则会诱发牙龈炎、牙周炎。

（2）引起龋齿：如果医生备牙不合格，牙齿模型不精致，烤瓷牙加工厂技术不到位，佩戴后出现边缘不密合的情况，就给细菌提供有利条件，细菌容易进入牙冠但是又出不来，可能会导致真牙出现牙龈炎、龋齿等情况。

（3）患牙周疾病：一些牙医和患者在做烤瓷牙的时候急于求成，忽视本身有牙龈炎症、牙周炎、牙龈萎缩等情况，在没有治疗牙周疾病的情况下安装烤瓷牙。

（4）烤瓷牙崩瓷：崩瓷边缘较尖锐，会导致舌头、唇部黏膜创伤及溃疡，而且崩瓷后金属外露，在长时间的食物摩擦及唾液的作用下金属发生化学反应刺激牙周。

（5）牙体预备失败：医生临床技术操作不规范，牙体预备失败，如牙齿被磨成锥形牙，甚至牙髓外露，导致烤瓷牙戴不住，反复脱落，甚至引起牙痛。

重做烤瓷牙之前需要检查，看基牙是否完好，需不需要再修整或者进行根管治疗，然后请正规的牙医按照规范制备牙体，取模重装。

（徐定南　常州市天宁区红梅街道社区卫生服务中心）

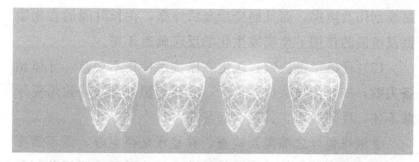

第十五章　长寿牙——种植牙

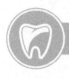 **什么是种植牙?**

种植牙（种植义齿）是 20 世纪牙科领域最伟大的成就之一。现代种植牙自瑞典教授 PerIngvar Branemark 教授于 1965 年给瑞典人种下第一颗种植牙，至今仅 50 余年历史，但种植牙技术在全球范围内却以惊人的速度发展。种植牙就是将纯钛的人工牙根植入患者的颌骨内，以骨整合的方式与患者自身颌骨融合在一起，通过基台的结构与上部的假牙连接在一起而行使功能。

种植牙齿是目前国际上最新、最先进的治疗牙齿缺失的方法，被冠名"人类第三副牙齿"。由于有人工种植体支持义齿，所以无须佩戴假牙，患者感觉更舒适，咀嚼效率恢复到接近真牙的程度，带来真牙一样的外观、感觉和功能，帮助你摆脱牙齿缺失的沮丧和尴尬，重拾自信、舒适的人生。

种植牙会和真牙一样坚固耐用吗？

　　研究表明，许多种植牙实际上比真牙还要更稳固。比起活动义齿，种植牙获得了近100％咀嚼效率的恢复。种植牙的出现，缺牙患者可以去尝试他们从前不敢吃的食物，享受美食生活的乐趣。但是值得一提的是，由于种植体周围缺乏像天然牙齿那样丰富的神经末梢感受器，因此在受到异常咀嚼力时更容易受损伤，从而在某个角度上影响了种植牙的使用寿命。

 什么情况可以做种植牙？

　　理论上任何牙缺失都可以做种植修复。同时适用于因各种原因造成的义齿固位困难，或由于心理因素的影响所产生的功能障碍而无法用传统方法修复者。

　　但种植手术应先由专业医师进行口腔检查，摄口腔全景X线片和做血液常规检查，才可确定如何手术。一般情况下，年龄在70岁以下身体健康的成人，单个牙缺失、部分牙列缺损、全口牙缺失的患者，经临床检查条件符合者均可选择牙齿种植修复。

哪些患者不宜做种植牙?

严重出血性疾病,难以控制的高血压,某些心脏病,血糖控制欠佳的糖尿病,严重的骨质疏松症,恶性肿瘤,精神不正常者,化疗过程,使用激素、抗凝剂等对骨质的代谢和整合有影响的药物期间者,不宜进行种植牙手术。局部牙龈炎症以及附近牙齿的炎症都会影响所种植牙根的整合,甚至导致手术失败。

种植牙有哪些优点?

种植牙与传统义齿相比较,外形更显逼真、美观;稳定性好,咀嚼功能更好;无需磨削缺牙旁边的牙齿,最大限度地保护了患者的健康牙齿;体积小,最大限度地减少假牙对发音的影响;舒适卫生;既

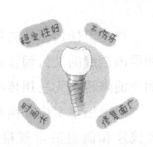

不怕冷,又不畏酸;使用方便。无论是龋牙烂得过深,还是外伤造成牙齿需要拔掉的情况,种植牙是目前最舒适、最美观的选择。让你的假牙不再"看着假,戴着也假"。

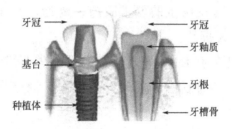

牙冠　　牙冠
牙釉质
基台
牙根
种植体
牙槽骨

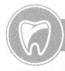

种植体能待多久?

种植治疗的成功率约为 90%，咬合力能达到真牙的 90% 以上，目前世界上种植牙使用年限最高的超过 40 年。大多能终生保留。种植义齿在一定程度上可以被认为是天然牙，且以相仿的方式运作。过度使用可能导致种植义齿损坏和种植体松动，不洁的口腔卫生习惯有引起种植体周围组织感染的风险。术后必须及时进行定期的口腔检查及口腔卫生维护。

种植义齿要多长时间?

种植义齿一般可分为术前准备、种植体植入手术以及种植义齿修复三个阶段。

术前准备阶段，要进行系统的专科检查，如：拍摄 X 线片、抽血化验全口牙周情况评估等。除此以外，还要进行种植治疗计划的制定及术前常规准备工作。时间需要一周左右。

种植手术通常在局部麻醉下进行。手术顺利只需几十分钟。手术当天，术前患者可正常进食，术后进食软食、流质食物等。术后应按医生的要求服药、复诊，并注意保持口腔清洁，7～10 天拆线。

修复一般在手术后 3～6 个月进行。先要进行二期手术，再进行取模、义齿制作、戴牙套等工作。治疗疗程一般需要10 天左右。

 ## 种植牙可能会出现哪些问题？

极少的情况下会出现种植体与骨之间的愈合不良，导致种植牙松动、脱落。如果种植区发生感染，可能会波及其他部位如上颌窦。当在下颌后区种植时，有可能发生神经损伤。种植术后有可能会发生不同程度的疼痛、水肿、肿块青紫。

 ## 牙齿拔除后多长时间可进行种植义齿修复？

一般来讲，拔牙 3 个月以后缺牙区骨组织已愈合良好，吸收稳定，此时进行种植义齿修复较易成功。如果牙槽状况好，无急慢性炎症，在新鲜拔牙窝内也可行即刻种植，同样也可以获得满意的修复效果。

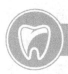 ## 种植牙手术前注意事项有哪些？

（1）手术当日，尽量安排陪护人员与患者同来。

（2）手术前，不可以驾驶车辆或者操作机械。

（3）手术前夜，应该保证充足的睡眠。

（4）手术前，禁止过度的运动、工作、饮酒、吸烟等。

（5）如果有高血压、糖尿病以及其他疾患病史（心绞痛、心肌梗死、心脏杂音、出血性异常、抗凝史、哮喘、肺病、肝炎、性病、肾病、服用类固醇不适、过敏症、妊娠、哺乳期等），应该与主治医生协商，在全身情况控制稳定前提下再行种植手术。

（6）为了降低患者在手术中的焦虑感以及疼痛感，可以根据需要服用一些抗炎镇痛药物。

（7）对已服有过敏作用和副作用的特殊药物，应该与主治医生协商。

（8）女士，在手术当日最好不化妆。男士，手术当日一定要刮净胡须。

 牙齿种植的术后护理措施有哪些?

（1）术后常规使用抗生素。对于简单的种植手术（如种植体数量少，手术时间短，患者身体恢复良好），术后常规口服抗生素；复杂的种植手术需要静脉注射抗生素，以预防感染及肿胀不适。

（2）术后24小时内不宜刷牙、不宜过频漱口，以免牙龈渗血；餐后用漱口液漱口，防止口内食物残渣残留；术后2小时即可适量进食饮水，食物不宜过冷过热。

（3）术后患者一般仅有轻微的隐痛或不适，不需要服用镇痛药，但如果患者疼痛敏感或感觉局部较疼痛，术后当天可以加用镇痛药。一般正常情况在手术 24 小时后，患者不会再有持续的疼痛感觉。

（4）接受了上颌窦底升高手术的患者，尽量不要使劲擤鼻涕。

（5）在手术部位，尤其是带髓骨手术者可能会出现暂时性的浮肿、疼痛、感觉异常等现象，这是痊愈过程中的正常症状，大部分症状过 1 周左右都会自行消失。

（6）手术之后的 24 小时以内，一定要用冰块冷敷（间隔 20 分钟一次）。浮肿会持续 48～72 小时，然后慢慢消退。

（7）手术之后第二天开始，使用口腔消毒液，保持口腔卫生，一天 5 次左右（把消毒液含在嘴里，保持 1 分钟，然后吐出）。

（8）对未接受手术部位，从手术之后的第二天开始，可正常刷牙。

（9）在痊愈初期（大概 1 周之内），绝对禁止饮酒和吸烟。

（10）手术当日，建议喝冷的流食（牛奶等）（不要用吸管喝，否则会引起出血）。术后 1 周内，建议进食粥类等食物，绝对禁止吃较韧、较硬食物。

（11）手术之后的 3 日内，避免洗热水澡、蒸桑拿等，避免剧烈运动或者重劳动，保证适当的休息时间。

（12）缝合线大约在手术之后的 7～14 天内拆除［如果手术部位上贴有牙周包（淡粉红色），一般在 3～5 天之后拆除］。在此期间尽量不要用舌舔手术部位，也不要用手触碰或按摩手术部位。

种植手术过程中有什么不舒适?

种植牙手术在牙椅上即可完成，种植一颗植体，一般只需 15～30 分钟。尤其是即刻种植，与拔牙同期完成，并不会增加痛苦。但若是长期缺牙后再种植，会存在骨吸收、骨缺损等问题，这时手术就会相对复杂一些。现代麻醉技术以及术后的良好护理措施可以使患者的不舒适降到最少。大约 7～10 天口内伤口即可愈合。

在种植治疗中，牙医将种植体非常精确地植入牙窝，所有的手术操作都非常温和。植入种植体所带来的手术创伤类似拔牙手术。一般来讲，比智齿拔除的创伤要小得多。术后可能有一些较轻微的肿胀，一般 2～3 天即可缓解；也可能会有一些疼痛，口服普通的镇痛药可缓解，一般使用镇痛药不超过一天。

愈合期间，需要注意及时清洁伤口区和避免咀嚼硬物。许多患者反映种植体植入手术的不适感比拔牙还要轻一点。

缺失的牙齿都可以用种植牙代替吗?

这要取决于牙槽骨的情况。牙医会安排做几项专门的测试，看还有多少牙槽骨。如果不够，或者不够健康，可能需要先在这个地方植骨，在骨量充足的前提下再安装种植体。

种植牙手术疼吗?

种植牙手术常常比拔牙容易,一般只使用局部麻醉。操作时不会感到任何疼痛,不过,和拔牙以后一样,手术后一周内可能会感到稍许不适。

如果患者非常紧张,或者情况复杂,有时牙医可能会给予适量镇静剂。安装种植体很少使用全身麻醉,一般只用于非常复杂的病例。

 种植牙难清洗吗?

清洗种植牙不难。不过要使种植体成功和长期可用的话,术后护理很重要。牙医会给出如何护理种植体的详细建议。清洁附着在种植体上的牙齿就像清洁真牙一样容易。不过,需要每年两次去看保健牙医。

如果牙齿固定在种植体上，能不能擅自把牙齿取下来?

大多数固定在种植体上的牙齿只能由牙医安装和取下。不过，如果装的是固定在种植体上的活动式义齿，可自己取下来，每天需要进行清洁。

什么是微创口腔种植? 什么条件才能进行微创种植?

微创，即除了手术需要必需的创伤外没有任何额外的创伤。创伤小，术后的反应轻微。另外，减少了切开缝合等步骤，手术时间也能缩短很多。

种植微创手术分简单微创和高级微创种植两种。

（1）简单微创种植手术：通过专用钻头钻孔，打开 4 毫米的开口，然后由愈合帽封闭 4 毫米的圆孔。没有额外伤口，无需缝合，术后也不会出血，手术时间包括拍摄照片大概 20 分钟，如果不拍照的话大概 7～8 分钟就能完成，出血量不足 3 毫升。

微创口腔种植对患者的颌骨条件有要求，对医生的解剖知识和临床经验也有要求，如果出现偏差就会造成手术失败。

（2）高级微创种植手术：在种植导板引导下的种植。种植导板分为简易导板和计算机导板，在计算机种植引导板精确定位指导下，医生操作更精准。如果是计算机全程种植导板，对医生的要求相对较低，出现种植手术偏差更小。

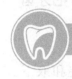

如何"保养"种植牙？

种植牙的日常护理对于种植牙的成功与否起着举足轻重的作用。有很多患者认为种植牙后就万事大吉，很少考虑种植牙的护理。其实，即使种植成功，也并不代表您就可以高枕无忧了。如果要保证种植牙术后长期保持效果良好，必须做好定期半月一次的种植牙专业护理！

（1）饮食方面多留心：

① 少食用过硬的食物：做完种植牙齿可以像正常人一样进食，但不要连续吃过硬的食物，防止金属过度疲劳发生断裂。

② 少吃含酸的食物：对于采用钛金属种植体的患者，应尽量少吃含酸的食物，防止其对钛种植体表面造成腐蚀。

③ 避免咬硬物以及韧性较大的食物：咬合用力过大就可能造成牙周炎症，使种植体出现松动。

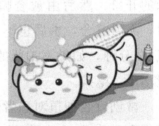

（2）日常清洁不懈怠：

① 保持种植体基台卫生：在植入种植体阶段要注意口腔卫生，饭后及时刷牙及漱口，每天早晚均应用软毛刷或棉花条清洗种植体基台一次。

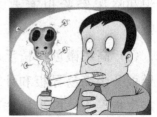

② 戒烟：有吸烟习惯的患

者，应尽量戒烟。

③ 专业护理：专业洗牙，不能偷懒。在植入种植牙后，要注意与邻牙之间区域的卫生。长期使用后，种植牙也和天然牙一样，会长牙石和菌斑，需要定期洗牙。要定期做常规检查。

（3）种植牙的牙齿清洁工作：

① 选择适合的牙膏：有种植牙在刷牙时，要选择适合的牙膏，不然很容易让细菌附着种植体，危害种植牙的健康。刷种植牙应当使用含软性摩擦剂的牙膏，例如可以选择颗粒较细、摩擦力小的含氟牙膏。

② 要选好牙刷：种植牙清洁，牙刷应选择刷毛较为柔软，末端为圆头的牙刷。刷牙时动作要轻柔，避免用力过大直接刺激、损伤种植体周围的软组织。

③ 牙线的使用很关键：牙线可以有效清洁牙间隙、种植体，因此可以根据自身的情况选择牙线来清洁种植体的每个部位。

④ 选用适宜的漱口水，常漱口：漱口能够洗出附着在牙齿上的疏松软垢、口腔残留食物残渣，减少潜留在口腔中微生物的数量。

（4）定期复查，不得懈怠：一般要求在种植牙修复全部完成第 1、第 3、第 6 个月及 1 年后，定期到医院复查，以后每年一次。主要通过临床和 X 线检查来观察种植牙使用情况，并且由医护人员对种植牙进行必要的维护和保养。

（顾敏　常州市第一人民医院口腔科）

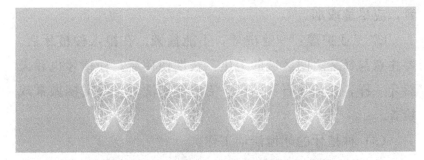

第十六章　儿童口腔

儿童的口腔护理是每个家长的责任。如何维护儿童的口腔健康呢？下面我们就来谈谈儿童口腔护理。

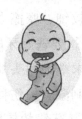

 宝宝的牙齿是怎么发育的?

宝宝的乳牙牙胚隐藏在颌骨中，被牙龈覆盖，出生时乳牙已骨化了。

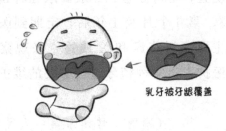

乳牙被牙龈覆盖

婴幼儿一共 20 颗乳牙，不过每个孩子乳牙萌出的早晚和出牙的顺序，有所不同，这也跟遗传有一定关系。有的宝宝，4个月就迫不及待出牙了，有的宝宝，会拖拖拉拉到第10个月或晚至第12个月才出牙。

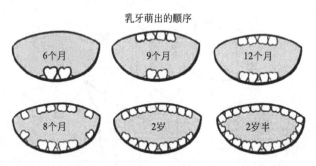

乳牙萌出的顺序

乳牙共20颗，第一颗乳牙多于6～10月龄萌出，13个月以后
未出牙称为出牙延迟，2～3岁乳牙就会出齐。

据统计，城里的宝宝，出牙又要比农村的宝宝早一点，城里宝宝开始乳牙露出的年龄平均为7.1个月，农村平均为8个月。

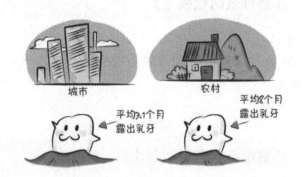

2岁以内的宝宝，乳牙总数是月龄减4～6颗，2岁半至3岁时乳牙基本都出齐了！

6岁以后，宝宝的乳牙开始脱落换恒牙，第一恒磨牙率

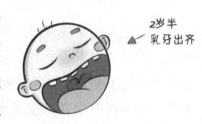

先萌出，俗称"六龄牙"。直到 12 岁左右，乳牙全部脱落，被恒牙替换。

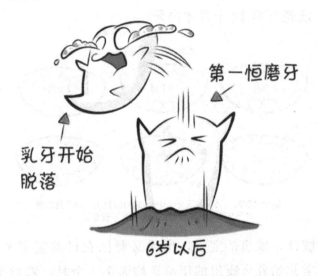

乳牙开始脱落

第一恒磨牙

6岁以后

 儿童什么时候换牙？

第一颗乳牙正常的生理性脱落发生在 6 岁左右，也有迟至 7～8 岁的。

 儿童恒牙什么时候萌出？

换牙是有一定规律的，简单讲，就是有一定时间，一定顺序，按照"先下后上、左右对称"的原则，逐步替换。家长可以通过下面的儿童换牙时间表，了解到孩子先长出哪颗牙齿，乳牙何时脱落，密切留意儿童换牙情况，定期看牙医，确保长出整齐健康的牙齿。

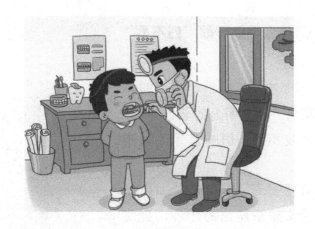

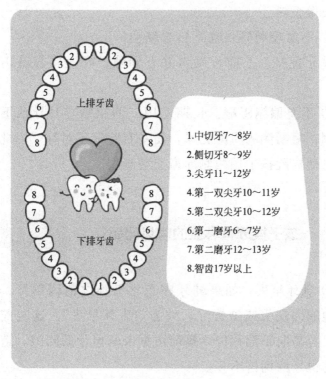

1.中切牙7～8岁

2.侧切牙8～9岁

3.尖牙11～12岁

4.第一双尖牙10～11岁

5.第二双尖牙10～12岁

6.第一磨牙6～7岁

7.第二磨牙12～13岁

8.智齿17岁以上

儿童换牙时间表

什么是换牙期"四不要"

① 不要吮指：吮指会阻止前牙的正常萌出，导致明显的牙齿不齐，造成前牙咬不上，影响前牙美观和功能。

② 不要舔牙：换牙时，如果孩子常用舌头舔新萌出的牙齿，会使牙齿长得歪斜。

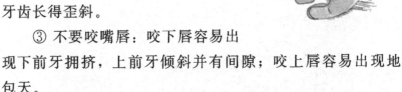

③ 不要咬嘴唇：咬下唇容易出现下前牙拥挤，上前牙倾斜并有间隙；咬上唇容易出现地包天。

④ 不要偏侧咀嚼：长期使用一侧咀嚼容易导致下颌偏向一侧，咀嚼侧的肌肉肥厚，使左右脸部不对称。因此建议家长时刻提醒孩子用两侧牙齿交替咀嚼。

孩子换牙有哪些的常见问题?

① 乳牙早失：如果乳牙在正常替换之前因龋坏、外伤或其他原因缺失或被拔除，称为"乳牙早失"。这时前后的邻牙很容易向缺隙移位，提前占据未萌恒牙的间隙，造成更换后的恒牙的拥挤不齐。

② 恒牙迟萌：乳牙过早缺失、恒牙胚异位、埋伏阻生、

乳牙滞留不脱落、牙龈生长过厚都会直接影响恒牙的正常萌出。

③ 乳牙滞留：正常情况下，恒牙胚的发育和移动使得乳牙自然脱落。但如果乳牙没有正常脱落也没及时拔掉，就会阻碍替换恒牙的萌出，恒牙就很容易长歪，造成牙齿错位不齐。尤其是现如今伴随

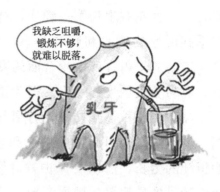

食物的精细化程度越来越高，很多孩子的乳牙都要牙医来协助拔出。

④ 六龄齿缺失率最高：第一恒磨牙一般在 6 周岁时萌出，故称六龄齿，它的患龋率较高，如没有得到很好的重视，一旦龋坏则会导致该牙的缺失，会使后面萌出的第二恒磨牙向前倾斜，进而影响良好的咬合功能，造成咬合功能的阻碍。严重的会影响面型的对称。在此要特别提醒，有些家长不要把萌出的六龄齿误当作以后会更换的牙齿，一定要重视保护，及时进行防龋管理。

 换牙期间，如何保护牙齿？

（1）要做好儿童替牙期的口腔保健，定期进行口腔检查，日常教导小儿口腔健康知识，要让孩子养成良好的刷牙习惯，保持牙齿清洁。多吃些耐咀嚼的、富含纤维素的粗

粮，有助于孩子颌面部发育，保证牙齿的适龄更换。

（2）保护好六龄齿。替牙期也是恒牙龋病发生的开始，在儿童6岁左右生长第一颗牙，这是起决定性的一颗牙，它关系到恒牙的位置和咬合关系，对儿童颌面部的生长有定位、定高的作用。其中咬合面的窝沟是细菌滞留与滋生的场所，容易导致龋齿的发生。因此要特别关注咬合面的清洁。

（3）注意积极预防和治疗乳牙的龋病。乳牙龋坏会引起根尖病变和直接影响恒牙的生长，所以要保护好乳牙，防止乳牙早失导致恒牙排列畸形。

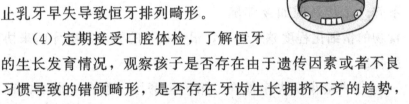

（4）定期接受口腔体检，了解恒牙的生长发育情况，观察孩子是否存在由于遗传因素或者不良习惯导致的错颌畸形，是否存在牙齿生长拥挤不齐的趋势，是否有牙病发生，做到早发现、早诊断、早治疗。

 如何才能让孩子远离双排牙的烦恼？

"为什么我会像鲨鱼一样有好多牙齿？"有的家长惊奇地发现6岁的宝宝正值换牙期，想不到乳牙还没脱落，就有两颗恒牙在乳牙后面挤出来了，这让人看起来就像是有两层牙齿的"小怪物"。

孩子为什么会长出双排牙呢？一般情况下，孩子6～7岁时，乳牙就完成使命，自动脱落，随后恒牙逐渐萌出，伴随孩子一生。但是，有些孩子恒牙已经长出来了，而相应的乳牙却不肯"退位"。恒牙被迫从乳牙后面"长出"，从而形成一前一后两排牙齿。这时候，如果不及时把顽固的乳牙拔掉，就会影响恒牙的正常生长，导致牙齿错位、排列不齐、咬合不正。

怎样防止双排牙呢？

牙齿的主要作用就是咀嚼食物，宝宝长出乳牙后，让牙齿多咀嚼食物，多锻炼，才能促进乳牙牙根的生长发育，到时候（6～7岁）它才会自然脱落，这是符合一般自然规律的事情，类似于"瓜熟蒂落"。但是，很多家长担心宝宝吃韧性大的东西噎着，怕硬的食物损伤牙齿，如把宝宝的食物都做得过于精细，青菜切断了吃，苹果削薄片吃，坚果磨粉冲泡着吃。这些精细的食物缺乏纤维，食用时根本无需过多咀嚼，不能充分给予乳牙生理性刺激，从而让乳牙根和牙槽骨粘连，密不可分。恒牙无法取代对应位置的乳牙，只能"另寻出路"，从乳牙的后方长出，这就形成了双排牙。

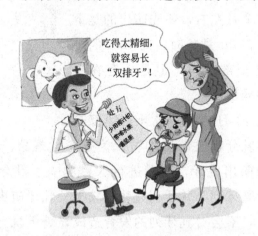

俗话说"粗茶淡饭好养人"，过于精细的食物不仅缺乏锌、硒、钙等微量元素，还由于太容易吞食而使宝宝乳牙不能得到合理的锻炼，影响宝宝生长发育。牙科专家建议，

家长应该根据宝宝的年龄和乳牙的咀嚼能力，适当地让宝宝多进食一些耐嚼的食物，例如芹菜、玉米、苹果、牛肉等富含纤维素的食物，增加牙齿的咀嚼能力。通过咀嚼动作牵动咀嚼肌群的运动，加速颌面部血液循环，促进牙床、颌骨与面骨的发育，促使乳牙按时脱落，保证以后换牙期顺利换牙。

牙颌发育有几个阶段？

乳牙列到替牙列再到恒牙列的建立可划分为 7 个阶段。

阶段 1：乳牙萌出

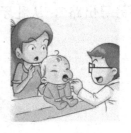

乳牙在口腔内萌出通常发生在婴儿出生后 6 个月左右，最先萌出的是下颌中切牙。在 30 月龄时，约 70% 的小儿的乳牙已全部萌出，但是也存在很大的个体差异性。

如果在 14 月龄时，乳牙一颗都未萌出或所有乳牙都已萌出均被认为是正常现象。如果到 16 月龄时还未萌出乳牙，则需进行 X 线检查。乳牙列早萌模式可能预示乳牙列与替牙列交替也较早。乳牙萌出顺序个体差异很常见，不会对乳牙列的发育造成显著干扰。最常见的乳牙萌出顺序是乳中切牙→乳侧切牙→第一乳磨牙→乳尖牙→第二乳磨牙。

阶段 2：乳牙列发育完成

此阶段口内只有乳牙，此阶段拥有正常咬合关系有利于正常恒牙列的发育。

该阶段发生于 3～6 岁的儿童。在本阶段早期，第二乳磨牙刚萌出后，通常与第一乳磨牙之间有间隙。

通常情况下，乳牙列晚期无牙列拥挤。然而，该阶段前牙区如有间隙，将有利于宽度较大的后继恒切牙的排齐。

阶段 3：第一恒磨牙萌出

混合牙列起始于下颌恒中切牙。下颌第一恒磨牙也在相应时间萌出，随后萌出上颌第一恒磨牙。切牙和第一恒磨牙的萌出即为替牙列早期。

第一恒磨牙的萌出与青少年快速生长期基本同时发生，并获得咬合垂直向高度的第二次生理性增加。

阶段 4：恒切牙萌出

在替牙列早期，乳切牙脱落，恒切牙萌出。替牙列早期持续约 2 年（6～8 岁）。然后，进入间歇期，持续约 2 年。有些儿童的间歇期较长。下颌切牙在其对应乳牙的舌侧发育，并在舌侧萌出。

当上颌切牙萌出时，它们通常参与了对应乳牙的牙根吸收，萌出时排列尚可。

在本阶段中，上颌切牙牙冠可能是远中倾斜的，侧切牙尤甚。

在此阶段，牙齿呈现少量拥挤是正常的，若发现有较大间隙，则应考虑是否有口腔不良习惯。

应当注意的是，当下颌第一恒磨牙和恒切牙萌出后，下颌牙弓长度就稳定了。

由于上切牙牙冠较乳切牙唇倾，且唇舌向厚度较大，因此上颌牙弓长度将增加约 1.5mm。从乳牙列更替到早期混合牙列，尖牙间宽度将增加约 2mm。

阶段 5：下颌尖牙和上下颌第一前磨牙萌出

本阶段标志着替牙列第 2 阶段的开始。而上颌第一前磨牙的较早萌出有利于尖牙的正常萌出。

阶段 6：第二前磨牙萌出

第二乳磨牙和第二前磨牙的替换是保存替牙间隙的重要时机，大约在 11 岁。第二乳磨牙和第二前磨牙的近远中向宽度差将提供一个自由间隙。

阶段 7：上颌尖牙和上下颌第二恒磨牙萌出

上颌尖牙和上、下颌第二恒磨牙的萌出标志着替牙列第二阶段的结束，恒牙列建立。在绝大多数儿童，此阶段约发生在 12 岁。

 什么是小儿牙齿呵护"三步曲"？

很多人认为乳牙会自动脱落，健不健康、美不美观无所谓。然而，乳牙的钙化程度低，坚固度不够，如果幼儿时期护理不当，孩子就容易患龋齿。一旦宝宝有龋齿，他的咀嚼功能和消化功能自然容易受到影响，胃肠道不能更好地吸收营养，宝宝的生长发育就会受到影响。另外，宝宝的乳牙不健康，口腔卫生不能得到保证，对日后恒牙的生长也会有影响。所以，"牙口"好不好，幼儿时期牙齿护理很重要。

小儿护牙包括以下三步。

第一步：无论宝宝吃母乳还是奶粉，若"饭后"不漱口，残留的奶就会在口腔里发酵，滋生细菌，易致牙病。牙齿生长环境不佳，萌出的乳牙自然不会健康。所以，从宝宝出生开始，妈妈就要注意宝宝的口腔清洁，每次进食后，要喂宝宝些白开水，将附在口腔黏膜上的残留食物冲掉；又或者用纱布蘸点水，给宝宝抹抹上下颚、牙龈和小舌头。清洁宝宝口腔既可以刺激牙床，又可以促使乳牙萌出。

第二步：宝宝乳牙萌出后，更应该做好乳牙的护理。首先应该逐渐戒掉夜奶，因为晚上宝宝吃奶后不便给他清洁口腔，而晚上又恰好是细菌偷偷繁殖的"好时机"，夜奶不断，宝宝很容易患龋齿。

第三步：宝宝到一岁半左右，臼齿会慢慢长出。臼齿咬合面比较大，表面凹凸不平，又容易积聚食物残渣，光是清水漱口和抹牙齿已经不能满足清洁口腔的需求了，这时妈妈就要教宝宝早晚刷牙了。在此提醒家长，晚上刷牙很重要。刷牙时，依序对牙齿的唇面、舌面、咬合面清洁干净。

要小儿牙齿健康，如何做好饮食卫生？

（1）喂养要定时定量：帮助孩子从小养成良好的饮食习惯，加强胃肠道消化功能，消化好、吸收好，孩子的牙齿生长才能更健康，这是一个良性循环。

（2）克服偏食习惯：小儿营养要均衡。及时给小儿添加辅食，纠正小儿偏食的坏习惯，保证小儿摄取的营养足够、均衡，以保证牙齿的正常结构、形态以及提高牙齿对齿病的抵抗力。另外，乳牙萌出时应注意补充钙、磷、维生素 C 等营养元素，这样可以促进小儿牙齿的发育和钙化，保证牙周组织的健康，减少牙齿病变的可能。

（3）养成正确的吃奶姿势：宝宝吃奶最佳姿势是半卧位，奶瓶与口唇呈 90°角，奶嘴不压迫上下唇。有些宝宝吃奶的时候，会因为姿势不正确或奶瓶的位置不当，而形成下颌前突或后缩。长期如此，会导致宝宝的牙齿和颌骨畸形，不但会影响宝宝的容貌，还会影响咀嚼功能的发展。

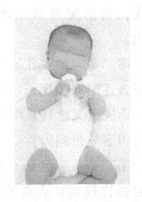

（4）让牙齿做做运动：出牙期的宝宝特别喜欢咬人或者啃咬硬的东西，这是因为乳牙长出要挤压周边，从而使牙龈组织感到痒痛。这时可以让宝宝咀嚼一些较硬的东西，例如磨牙饼干、烤面包片、苹果片、胡萝卜片等，一方面

缓解牙龈的不适，另一方面可以锻炼咀嚼肌，促进牙齿和颌骨的发育。

 要小儿牙齿健康，要重视哪些行为习惯？

（1）改正不良行为习惯：早戒奶瓶，早用杯子。有些宝宝喜欢长时间吸吮空奶瓶，或是含着奶瓶睡觉，这样会使残留在牙齿上的食物残渣长时间不离口腔，促使细菌繁衍，影响牙齿生长和口腔健康。另外，宝宝经常含着奶瓶，容易造成嘴巴翘、牙齿咬合受影响，甚至嘴巴闭不起来等问题。所以，妈妈应该想办法让宝宝尽早戒掉奶瓶，改用杯子喝奶。

（2）改掉咬异物和舔牙齿的坏习惯：婴儿爱用嘴巴探索世界，这个阶段称为"口欲期"，如果宝宝2～3岁后仍然喜欢吮手指、咬手指甲或咬其他异物，以及换牙期喜欢用舌头舔松动的乳牙，妈妈就应该出面干预了。因为这些不良习惯会影响宝宝牙齿的排列，甚至会导致宝宝面部左右发育不对称，发音异常等。

（3）按时接受口腔牙齿检查：从宝宝长出第一颗乳牙开始，妈妈就应该让宝宝养成每半年做一次口腔牙齿体检的习惯，发现牙病及早治疗。同时牙医会根据孩子的年龄和生活习惯给出保护孩子牙齿的方法和建议。

孩子 12 岁前必须处理的儿童牙颌畸形有哪些?

有些家长认为"反正乳牙都要更换""反正 12 岁后才能矫牙",所以一些父母对孩子换牙掉以轻心,其实不是这样的,有 20 余种牙颌畸形或异常必须在 12 岁前及时矫正,千万不能犹豫!

(1) 严重的大龅牙:龅牙患者非常不自信,因此不敢与人交流,不敢笑,极大程度影响了学业和社交,有的孩子变得自卑,也应及时矫正。这些患儿往往伴有夜间张口呼吸,打鼾等习惯,家长应引起重视,及早干预治疗。

(2) 严重的牙齿拥挤错位:替牙期一般轻度拥挤可观察,暂不处理;严重者,多个牙齿在多个方向的错位,牙齿拥挤,妨碍牙齿的清洁而好发蛀牙、牙龈炎等。

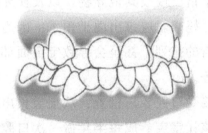

(3) 前牙反颌:俗称"地包天",即下排牙齿包住上排牙齿。严重影响面容美观,导致咀嚼功能下降,加重胃肠负担,从而影响身体健康。有时候还会影响发音,受人嘲笑,被人贬称"瘪嘴",影响心理健康。这类患者最早矫治干预的年龄可为 3~4 周岁。

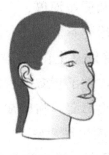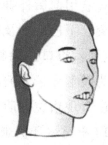

（4）个别牙反颌：即个别门牙或两颗牙反颌，危害极大，会影响上面部的正常发育，上唇部凹陷，出现凹形蝶形脸。而且，其潜在的危害是，有可能导致 30～40 岁时出现颞下颌关节紊乱症。

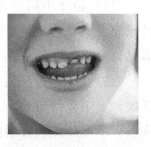

（5）偏颌：由于一边的牙齿龋坏或缺失等原因，长期用另外一边吃东西或其他原因，导致双侧脸型大小不一，颌骨及牙齿咬合平面的不对称，严重影响孩子的心理健康。

（6）下颌后缩：下巴发育不足，小下巴，俗称"鸟嘴样畸形"。影响面部美观，同时因为下排牙齿排列过窄，限制了上下牙齿的生长发育，也会影响咀嚼功能。

（7）乳牙早失：乳牙没到替换时间就过早脱落，会使局部颌骨发育不足，缺牙的位置可因邻牙移位导致部分甚至全部被占据，以致恒牙错位萌出或埋伏阻生而形成牙颌面畸形。

（8）乳牙滞留：乳牙到了替换时间仍未脱落，导致后继的恒牙萌出受阻，出现萌出顺序异常、错位萌出、埋伏阻生等问题，造成牙齿排列及咬合不正。

（9）张口呼吸：多由于鼻腔堵塞或腺样体肥大等原因造

成鼻呼吸不畅，会引起唇外翻和唇短而厚、上腭高拱，出现脸变窄、嘴前突、下巴后缩及后牙不能完全合拢。

（10）多生牙：指口腔内特别是上门牙间生出多余的牙齿。多生牙多为畸形牙，它们占据了正常牙齿的位置，致使这些正常的牙齿出现错位或萌出障碍。临床常表现大门牙出现很大间隙，13岁时恒牙仍未萌出等现象。

（11）恒牙不萌出或埋伏阻生：阻生牙是指牙齿部分萌出或完全不能萌出，并且以后也不能萌出的牙。儿童期门牙多见。

（12）睡眠时打鼾：打鼾多由于鼻腔阻塞，呼吸方式不正确，上下牙齿咬合不正确，久之会导致面部畸形，如面部狭长、下牙外露、开唇露齿等，严重影响孩子的外貌。

（13）蛀牙修补不及时：乳牙因为蛀牙导致所占据的位置变小，会使恒牙萌出时没有足够的位置，因此出现牙列拥挤和不齐，甚至影响后继恒牙的替换和萌出。因此乳牙龋坏了一定要及时补。

（14）上唇系带异常：上唇系带附着于上排中间两颗门牙之间的外侧牙龈底部，如果随着年龄增长，孩子的系带没有随之退缩，就会导致上门牙之间出现缝隙。

（15）舌系带异常：属先天性发育异常。舌系带过短，使舌的正常活动受到限制，严重者舌头不能伸长到口外，或不能接触上唇。影响吮乳、发音。

（16）唇腭裂术后：唇腭裂术后并非万事大吉，还必须进行长达数年的一系列正畸治疗，最大限度地获得良好的外貌和生理功能。

（17）不良唇习惯：包括咬下唇、吮吸下唇、下唇兜上

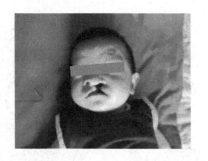

唇等。这会造成上唇过短、开唇露齿及下唇内陷。

（18）不良吮指习惯：儿童3岁后仍持续存在吮吸手指或咬铅笔等行为，会造成前牙咬不拢、儿童上下门牙前突等畸形，严重者可能影响到上下骨骼发育而造成面部畸形。这就需要家长及早重视，早期干预。

（19）不良舌习惯：伸舌、吐舌、舐舌、顶舌等都属于不良舌习惯，会造成牙齿向外错位、前突、牙缝、牙齿咬不拢或者地包天等，必须及时纠正。

（20）恒牙早失：儿童生长的第一个恒磨牙一般在六岁左右萌出，故称为"六龄齿"。"六龄齿"龋坏率最高，拔除的比例比发生其他牙病的发生率要高。而六龄齿又是很重要的一颗功能牙，是牙颌的支柱，失去六龄齿易致牙齿排列不齐，矫治难度也会加大很多，因此要特别重视"六龄齿"的保护。

 什么是 MRC 肌功能训练矫治系统？

孩子在成长发育期常常会出现牙列拥挤和不正确的颌骨

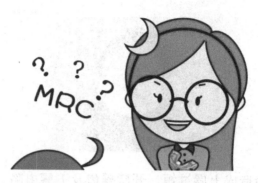

发育等现象，现代研究表明：儿童换牙期间，用口呼吸、吐舌、反向吞咽、吮手指等坏习惯，是牙列发育异常的罪魁祸首。脸颊、嘴唇和舌头的联合力量，再加上口腔坏习惯，严重地影响牙齿位置并且影响脸型的发育。

其实针对这些早期可预见的口腔问题，欧美的医师们主张对 3～15 岁的儿童进行早期干预矫正。而 MRC 肌功能训练矫治系统作为一个早期干预的解决方案之一，也受到越来越多家长的关注。MRC 矫治器被誉为儿童咬着就能矫正牙齿的"神器"。

MRC 肌功能训练矫治系统是于 20 世纪 90 年代初，由澳大利亚正畸专家 Chris Farrel 医师应用计算机并结合自己大量的正畸临床工作设计而成，该系统系列产品已获得国际专利，并已在澳洲、美洲广泛使用。

MRC 系列矫治器是由高弹性、高稳定性的材料制成，无毒副作用，通过计算机设计成通用型的牙弓轨迹，并设计有舌尖诱导装置、舌挡、唇珠、中性颌定位装置等功能结构。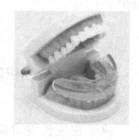
MRC 矫治器可分为：训练器系列、

阻截性系列、正畸用矫治系列、肌功能矫治性托槽系列、TMJ 系列。

MRC 矫治作用有哪些？

（1）辅助纠正异常肌肉软组织运动及功能，训练舌尖在正确位置停留及正确吞咽。

（2）辅助纠正吐舌、咬唇、咬手指等不良习惯，无需家长监督，帮助孩子自然改正。

（3）帮助矫正颌骨的位置，促进孩子用鼻子呼吸，降低口呼吸。促进牙齿正常发育，可帮助缩短矫正时间，甚至摆脱矫正后的保持器和避免矫正后的复发。

使用 MRC 肌功能训练矫治系统的最佳时期是什么时候？

MRC 的矫治的最佳适用期分为三个阶段。

（1）乳牙期（4～5 岁）：主要适用于由于不良舌习惯引起的乳牙反颌，早期矫正有利于改善错颌，在此同时一定要把握好适应证。

（2）替牙期（8～12 岁）：如有咬唇、伸舌、前伸下颌等症状，家长应及时带孩子检查是否需要正畸。

（3）恒牙期（11～15 岁）：常见的错颌、牙列不齐、地包天等畸形牙。

如何使用佩戴 MRC?

　　MRC 的肌功能矫治器的材质是软硅胶，医生会根据孩子的口腔情况来选择矫治器的大小，给牙齿、颌骨留出一定空间，孩子戴时会有足够空间，因此不会有强烈的不适感，戴进去也只是将嘴巴轻轻包起来而已。开始会有异物感，但并不会影响正常生活，不过在佩戴时不能说话，不然有可能会损坏矫治器。

MRC 矫治多长时间见效?

　　一般来说，只要孩子跟医生配合度高，佩戴时间足够，常规 8～10 个月就能见效。从临床上看，要让小朋友有一个适应过程，所以一般现在是 10～12 个月的配戴时间，基本上是效果比较好的。前提是需要严格把握好矫治干预的适应证。

牙齿萌出有序、有规律吗?

　　① 乳牙萌出有一定顺序：下颌中切牙→上颌中切牙→上颌侧切牙→下颌侧切牙→下颌第一乳磨牙→上颌第一乳磨牙→下颌乳尖牙→上颌乳尖牙→下颌第二乳磨牙→上颌第二

乳磨牙。

② 牙齿萌出顺序也存在着个体差异，例如出牙顺序不对，属于正常变异的现象；乳尖牙的萌出在第一乳磨牙萌出的后面，这也是正常的，不能视为异常，因此这样的情况家长无需顾虑。

③ 由于萌出的顺序与牙齿排列有密切关系，所以它比萌出时间更具有重大意义，如果萌出顺序紊乱可能会导致牙齿排列不齐或者错颌。

④ 很多家长发现宝宝出牙时并非成对萌出，因而担心只出一颗牙是不是因为缺钙？其实不然，这是完全正常的现象，不用过虑；牙齿的萌出有先有后，牙龈有一个准备期，或许家长现在只看到宝宝出了一颗牙，却可能有三颗在同时准备萌出呢！

 出牙的征兆有哪些?

① 牙痒：家长会发现宝宝总想吃手，喜欢咬东西，这说明宝宝要长牙了，可以给宝宝玩磨牙玩具或吃磨牙饼干。

② 流口水：当宝宝大量流口水，口腔内有点红肿，有硬块凸起时，也说明在长牙。

③ 食欲下降：由于长牙的不适，宝宝会表现出不爱吃东西，也可能有轻微腹泻。

④ 哭闹不安：长牙期的宝宝脾气比平常稍微暴躁一些。

⑤ 轻微发热：这是因为牙齿穿出口腔黏膜所引起的正常炎症反应。

什么是窝沟封闭?

窝沟封闭是指不损伤牙体组织，将窝沟封闭材料涂布于牙冠咬合面、颊舌面的窝沟点隙，当它流入并渗透窝沟后固化、变硬，形成一层保护性的屏障，覆盖在窝沟上，能够阻止致龋菌及酸性代谢产物对牙体的侵蚀，以达到预防窝沟龋的方法。窝沟封闭是一种无痛、无创伤的防龋方法，该技术在国际上已有 50 多年的使用历史。

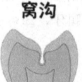
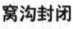
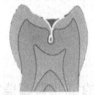

为什么要做窝沟封闭?

新萌出牙齿的牙釉质发育还没有完全成熟，牙齿的咬合面间隙、裂沟较多，不易被清洁，易引起食物碎屑和牙菌斑的积蓄，是龋病的好发部位。据调查，乳磨牙的咬合面患龋率最高，下颌第一恒磨牙患龋率最高。窝沟封闭是预防咬合面龋坏的有效措施，只要封闭剂完整保留，就能达到理想的防龋效果。

做窝沟封闭的最佳时机是什么时候?

① 儿童牙齿萌出后形成咬合平面即适宜行窝沟封闭，一般在萌出 4 年之内。

② 最佳时机为：乳磨牙 3～4 岁，第一恒磨牙 6～7 岁，第二恒磨牙 11～13 岁，双尖牙 9～13 岁。

③ 对口腔卫生不良的残疾儿童，虽然年龄较大或牙齿萌出口腔时间较久，可考虑放宽窝沟封闭的年龄。

 做窝沟封闭前需要配合的事项有哪些?

做窝沟封闭前，牙面要进行彻底清洗，除去滞留的食物残渣及细菌，方法是用软牙刷刷干净。

然后进行牙齿酸蚀，使其窝沟表面呈微小细孔，利于窝沟封闭剂渗入其中，以达到封闭作用，最后彻底吹干，除去窝沟内滞留的水分，以免影响树脂的固化和与牙表面的粘接强度。

 做窝沟封闭有痛苦吗?

医学上把口腔内分上下左右四个区。如果儿童配合，四个区一次就能做完，而且时间不长，只需要 20～30 分钟，因为并没有磨除牙体组织，所以没有痛苦，需要孩子配合的是张口。

窝沟封闭后就不得"虫牙"了吗?

　　窝沟封闭后，理论上可以防止患龋齿的可能。但因为窝沟封闭有一定的脱落率，有的孩子在操作过程中口水多，可能使涂层不牢固，易脱落。家长应经常观察孩子的牙齿，如果发现问题就及时看牙医。同时也建议父母们每年定期去牙科给孩子检查一下牙齿，做到防患于未然。

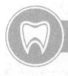

什么是磨牙症?

　　睡眠时有习惯性磨牙或清醒时有无意识地磨牙的习惯，并发出"咯咯"的咬牙声，称为磨牙症。其原因往往是太累或学习过分紧张疲劳，情绪紊乱，或患有寄生虫引起消化系统的功能紊乱，或缺少钙质使得神经功能紊乱，也可能是睡前饱食，引起咀嚼肌反射活动异常等。长期磨牙会导致颞颌关节功能紊乱综合征，造成颞颌关节疼痛，甚至脱位。临床一般对症治疗，牙科常采用牙垫矫治干预。

什么是先天性缺牙?

　　牙齿是由牙胚生长发育而来。如果先天缺少牙胚，则自然就缺少牙齿，缺多少牙胚就少生长几颗牙。缺牙大多发生在恒牙期，甚至有的人牙齿大部分缺失，这是由于上皮系统发育不良。

 宝宝牙齿发黑变色是什么原因?

牙面变黑或者牙冠呈黄色、黑褐色有以下三种情况。①龋齿，也就是蛀牙；②色素沉积；③先天性原因，如四环素牙、牙发育不全。

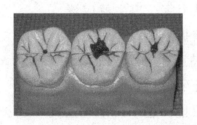

（1）刷牙方法不合理：刷牙方法不合理会使牙菌斑、色素、牙石堆积在牙齿表面，从而导致牙齿变色。严重者导致龋齿的发生，表现为黑褐色外观。

（2）饮食习惯：喜食含糖量较高的食物或者易着色的深色食物，较易导致色素沉积，龋齿易形成。

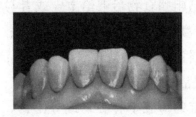

（3）药物使用与氟过量：儿童7岁前如果经常用含高浓度氟（北方高氟水源区多见）的水给婴儿冲泡奶粉或者液体

浓缩牛奶，可能会增加孩子患氟斑牙的风险，其表现就是牙齿上出现褐色、白色带状印记。准妈妈在怀孕期间或儿童早期服用四环素类药物，也会使牙齿出现变色。

小儿不同时期的牙齿护理要点有哪些？

（1）婴儿牙齿萌出前的牙齿护理：虽然出生 6 个月以内的婴儿还没有牙齿，但是宝宝一出生就应该注意口腔的清洁护理，因为即使没有牙齿，口腔黏膜也易受到感染，出现疾患；而且牙齿一旦萌出，就

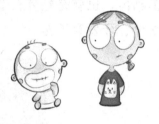

有发生龋坏的可能。这个时期宝宝的口腔护理要素有以下几点。

① 母亲避免用自己的嘴巴接触宝宝的奶嘴去检测瓶中奶的温度。

② 不要跟宝宝口对口地亲吻，亲吻 10 秒钟，就有不计其数的细菌在你和宝宝之间交流。

③ 不要自己咀嚼食物后喂给宝宝或者与宝宝共用餐具。

（2）未长牙婴幼儿牙齿清洁的操作方法

① 定时给婴儿喂一些温开水，用来清洁口腔中的分泌物，以保持口腔洁净。

② 如果宝宝的口腔中有脏物或分泌物，应让婴儿侧卧，用一块小毛巾或围嘴围在婴儿的领下，父母洗净手后，用棉签蘸上少许淡盐水或温开水，按照先口腔内两颊部、齿龈外

面，后齿龈内面及舌头的顺序进行清洗。

③ 给婴儿喂完奶后可用棉签或细纱布擦净婴儿口唇、嘴角、颌下的奶渍，保持婴儿的皮肤黏膜干净清爽。

（3）出生6个月后的婴儿口腔清洁的操作方法：由于婴儿没有自理能力，因此应由父母亲来完成这项工作，在给婴儿每次喂完奶后，让孩子坐在父母的膝上，用棉签、纱布或指套牙刷，蘸清水轻轻擦洗宝宝刚刚萌出的乳牙。也可以在奶瓶里加少许温开水让婴儿喝下，起到漱口的作用。

（4）合理膳食促进牙齿发育

① 养成饭后、奶后以及早晚喝白开水的习惯，代替漱口。

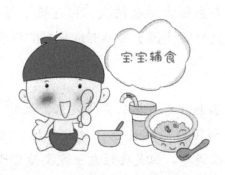

② 不要让宝宝处于仰卧位，抱着奶瓶喝奶，否则会影响颌骨发育。

③ 及时为宝宝添加辅食，锻炼咀嚼能力，食用含有纤维素的蔬果。

④ 吸吮有利于宝宝面部肌肉的发育，勿过早断奶。

⑤ 少食甜食，注意频率和数量。

（5）正确使用含氟牙膏：口腔医生主张 3 岁以上儿童可用含氟牙膏刷牙，每次约为黄豆大小；同时要教会宝宝漱口，刷牙后吐出口腔内的牙膏残余。

（6）预防龋齿：儿童的第一次口腔检查应在第一颗乳牙萌出后 6 个月内，请医生帮助判断乳牙萌出情况，并评估其患龋病的风险，提供有针对性的口腔卫生指导，建立婴儿的口腔健康档案。1 岁以后建议每半年一次口腔健康检查。

家长如何为小儿护齿健牙？

（1）当孩子长出第一颗牙齿之后，就可以帮他清洁牙齿，此时指套牙刷是个非常好的清洁帮手。注意来回的动作要简单轻柔，并且每天早晚两次。可在孩子每次进食之后，都进行清洁，这样能让孩子尽早养成良好的口腔护理习惯。

牙齿和牙床交接位置比较容易积垢，大多是一些由食物残渣和细菌组成的黄色乳酪状污垢。这类污垢很松软，清理起来很简单，但是要注意一定要清理干净，避免蛀牙问题。此外，清理的时候不要使用牙膏等摩擦剂，并且注意上下乳白齿清洁，这些地方非常容易积垢。随着牙齿逐渐萌出，还可以通过牙线清洁嘱咐牙缝。

（2）孩子 30 个月大的时候，乳牙也差不多都萌出了，这个时候可以教他们自己清洁牙齿。教之前先帮孩子准备好牙刷、水杯以及牙膏，并且做些示范，嘱咐不要让孩子吞下漱口水或者牙膏。刷牙过程中还可播放刷牙视频或音乐，提高宝宝刷牙兴趣。

要选择小儿专用软毛牙刷，这类牙刷刷头小、刷毛细软，非常适合小朋友的口腔清理工作。此外牙膏也不能乱用，建议选择儿童专用牙膏，此类牙膏味道比较能吸引孩子，不会过于排斥。

（3）如何教会小儿刷牙呢？首先家长帮孩子准备好牙刷和漱口杯，建议购买印有卡通人物或者颜色漂亮的牙刷，这样他们会更愿意使用；刷牙前要教会孩子如何使用漱口杯，并且准备一条毛巾，以便擦干溅在身上的水。

具体步骤如下。

① 注意穿着，脱掉孩子外套，或者换上睡衣，因为第一次学刷牙，孩子很可能会打湿衣物。

② 先教会吐水，牙膏中含有氟化物，误吞对健康不利，如果孩子还没有学会漱口或者吐水，就不要先用牙膏；等到他能熟练地漱口或者吐水了，再给他挤少量牙膏（一般豌豆大即可）。

③ 正确示范，先让孩子自己刷牙，让他体验刷牙的乐趣，几秒钟后家长再进行示范。注意张开嘴，让孩子清楚地看到刷牙的动作，比如先来回清洁牙齿表面，再轻轻地清洁牙龈以及舌头。

④ 帮助孩子刷牙，孩子刚学刷牙肯定会有遗漏的地方，所以孩子结束之后，家长帮助他清洁遗漏部位，并且告诉孩子这些地方也要清洁到。7 岁前孩子刷牙，家长都需要亲自

检查是否刷干净。

⑤ 趣味刷牙，不妨给孩子的牙齿取些小绰号，这样孩子会非常乐意张大嘴，父母就可以看清楚他是否清洁到位。

⑥ 擦干余水，刷完牙齿之后，要擦干孩子身上以及脸上的余水，并告诉他每次刷牙之后都要这么做。

（顾敏　常州市第一人民医院口腔科）

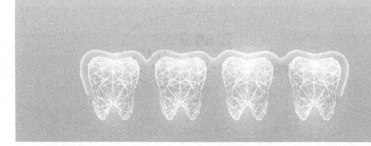

第十七章　孕产期的牙齿护理

为什么孕妇要做好口腔保健？

怀孕后，由于内分泌发生变化可能会导致牙龈血管扩张，抵抗力减弱，容易出现各种口腔问题。

孕期口腔问题不仅会影响到孕妇本身，还可能影响到腹中宝宝的正常生长发育。

孕期有哪些常见的牙科疾病？

（1）妊娠性牙龈炎：妊娠性牙龈炎是孕期最常见的口腔疾病之一。据统计，受累孕妇占 30％～100％，且相较于非孕期妇女更易受累。妊娠性牙龈炎最易受累的区域为前牙区。临床症状包括牙龈呈深红或黑红色、易出现探诊出血、龈缘增厚、牙间乳头肿胀增生、龈沟液增加、形成假性牙周袋等。

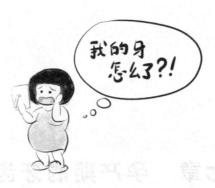

牙龈炎症常始于妊娠后第2个月，在孕中期（3～6个月）最为严重，可持续至第8个月，之后炎症呈消退趋势。研究证实，这种规律与孕期激素的分泌规律相关。孕前就患有牙龈炎的妇女，孕期牙龈炎加重的比例达50%。

妊娠期黄体酮水平的增高可使牙龈毛细血管扩张、增生、淤血，炎症细胞和渗出增加，牙周局部的酶活性升高，牙周组织对微生物菌斑的易感性增加，加剧了妊娠性牙龈炎的症状。通过口腔卫生常识的宣传和菌斑控制措施可有效地预防妊娠性牙龈炎。对患有妊娠性牙龈炎的患者可选择妊娠中期进行口腔基础治疗，清除积聚的牙周结石和菌斑，尽量避免使用抗生素等全身药物来控制炎症，以免影响胎儿发育。若能在孕前进行口腔保健，控制菌斑，治疗已有的龈缘炎，可有效预防妊娠性牙龈炎。

（2）孕期牙周炎：牙周炎是牙周支持组织破坏性的炎症疾病，主要表现为牙槽骨吸收和牙周膜附着丧失。据报道，超过30%的孕妇患有牙周炎。如果是中重度的牙周炎，孕妇生下早产儿和低体重儿的机会将大大增加。孕期牙周

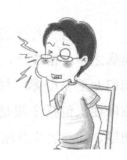

炎的危险因素报道较多，较集中的因素包括孕妇社会经济因素、孕期饮食和口腔卫生习惯。单纯孕期激素水平改变可能导致牙龈炎症的指标升高，牙周附着水平未见明显影响，但是全身性疾病或已有的牙周炎会导致或加剧孕期牙周炎的发生，如孕期糖尿病患者的牙周炎症发病率显著高于孕期非糖尿病妇女。

（3）妊娠性牙龈瘤：牙龈瘤是发生在牙间乳头部位的炎症反应性瘤样增生物。它来源于牙周膜及牙龈的结缔组织，因其无肿瘤的生物学特征和结构，故为非真性肿瘤。局部菌斑、创伤刺激或激素水平波动是妊娠性牙龈瘤的主要促进因素。

孕期妇女牙龈瘤的发病率高于5%，称为妊娠性牙龈瘤，这是由于妊娠时黄体酮水平升高，牙龈对局部刺激的反应增强而产生的炎症增生性反应。妊娠性牙龈瘤表现为无痛的外生型肿物，呈红斑样或者是光滑的小叶状；主要存在于牙龈（占70%），类似病损也可出现在舌头、唇、颊腭侧黏膜；生长迅速，易出血，但直径通常不大于2厘米。妊娠性牙龈瘤可出现在孕期的任意阶段，最常出现于第一次孕期的孕前期（1~3个月）或孕中期（3~6个月），分娩后自行消退。对无症状的患者，建议以观察为主，若出现肿物破裂出血，干扰咀嚼或者分娩后不消退，则考虑手术切除，但切除后不排除复发的可能。

（4）龋病：龋病是孕产妇容易罹患的口腔疾病。妊娠期的母体处于特殊的生理变化中，多种因素可造成其口腔环境不洁，影响孕产妇龋病的发生发展。妊娠是特殊的生理时期，孕妇存在代谢与内分泌的改变，进餐次数和餐间零食次数增多，并可能出现偏好甜酸食物等习惯，这些改变可导致孕妇口腔内产酸菌数量升高，菌斑内产酸量大，患龋病的概率增大。妊娠早期的呕吐等也使口腔环境 pH 值有所下降。口腔软组织因激素影响敏感度增高，从而容易发生炎症，增大了孕产期妇女保持口腔清洁的难度。有孕妇因局部组织的敏感或日常生活不规律而放松甚至中断刷牙，加之对口腔疾病知识的缺乏和对妊娠期间存在流产可能的担忧，使这些孕妇不愿进行口腔治疗。上述微生物、食物和宿主方面的变化均可能导致龋病的发生。预防龋病发生和选择适当的时机进行龋病治疗直接关系到妊娠期妇女的口腔健康和胎儿的安全。建议准备怀孕的妇女在怀孕前 6 个月进行一次全面的口腔检查，彻底治疗龋齿；加强口腔卫生意识，预防龋病发生。如果在妊娠期发生龋病，则应选择母体处于相对稳定的妊娠中期进行治疗，避免因剧烈牙痛而诱发流产和早产。

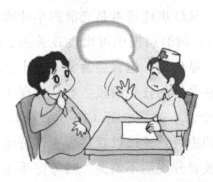

（5）第三磨牙冠周炎：第三磨牙冠周炎在孕期的发病率较高，给孕妇带来不少痛苦，易造成孕妇贫血和营养不良。第三磨牙部分或全部为龈瓣覆盖，龈瓣与牙齿之间形成较深的盲袋，食物及细菌极易嵌塞于盲袋内，当全身抵抗能力下降时，更易发生第三磨牙冠周炎，出现进食、咀嚼、吞咽困

难，张口受限，严重时可引起邻近组织器官或间隙感染。孕期存在激素变化，口腔卫生状况不佳，尤其是孕后期，胎儿生长发育快，易造成孕妇贫血，营养相对不良，更容易引起第三磨牙冠周炎。

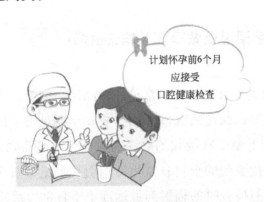

计划怀孕前6个月
应接受
口腔健康检查

建议妇女在孕前 6 个月进行口腔检查，了解第三磨牙的萌出情况，尽早拔除符合拔除适应证的阻生第三磨牙。原则上孕期不建议拔除阻生第三磨牙。特殊情况下，怀孕第 4～6 个月期间可以在严密的监护下进行拔除。

由于孕期生理的特殊性，孕期口腔疾病的治疗有一定局限性。

 ## 如何选择孕期口腔疾病的治疗时机？

孕中期（3～6 个月）是孕期相对稳定的时段，也是治疗口腔疾病风险相对较低的时期。若急性症状发生在孕早期（1～3 个月）或孕晚期（6 个月至分娩），结合孕妇的全身情况，可考虑急性症状的处理，例如开髓引流、脓肿切开等，等到孕中期或分娩后再完成治疗。另外，孕期妇女的年龄，口腔健康相关的习惯（如吸烟、饮酒等）以及系统性疾病（如糖尿病、高血压等）也是制定治疗方案的关键。

 孕期可以做口腔 X 线检查吗？

X 线检查是口腔诊疗中常见的辅助诊断措施。美国牙科协会明确了口腔诊断性的 X 线照射检查在孕期是安全的，单次全口的 X 线照射使子宫接收的射线剂量小于 1 毫雷姆，而孕期 9 个月的妇女接收到的来自日常生活的射线剂量即有 75 毫雷姆。因此牙科放射检查时的辐射剂量远远小于日常生活中接受的剂量，再加上含有铅的防护衣保护，可以将子宫接收放射的剂量降到最低。但是筛查性的放射性检查建议在分娩后进行。

 治疗孕期口腔疾病如何用药？

孕期使用抗生素、镇痛药及麻醉剂等药物需要慎重，请咨询专业的医师，万万不可随意用药。

 女性孕期牙齿护理要点有哪些？

（1）准妈妈孕期容易出现牙齿出血，女性怀孕后体内的激素变化，可能会使牙龈出现轻微的肿胀，孕妇在刷牙时牙龈更容易出血，其对细菌的反应也更为敏感。准妈妈如果出现牙龈出血，首先要检查血小板是否减少，排除血液系统疾病。如果血小板正常，则考虑牙龈炎，建议到医院治疗，不要擅自用药。

（2）孕妇身体特殊，即使是在牙膏的选取上也要注意，应选用能抑制细菌的牙膏，尽量避免使用含有药物成分的牙膏以及品质不好的杂牌牙膏，以免对孕妇和胎儿造成影响。如果要使用药物牙膏，一定要看里面的成分，在使用前最好询问医生。准妈妈孕期可以选用含氟化物的牙膏，也可用淡盐水或氯己定（洗必泰）漱口液漱口以缓解出血症状。

（3）孕期要做好口腔护理，女性孕期对牙齿的护理要比平常更为重要。建议准妈妈每天至少刷牙两次，每次刷3分钟，最好在饭后进行，零食后也要记得漱口。孕妇适宜使用软毛的保健牙刷，可避免牙龈出血，每3个月要更换牙刷。同时，准妈妈还应该在饮食中多补充维生素C，多吃新鲜蔬菜水果，保持充足营养。对于容易患龋齿的孕妇，可以适当用一些局部使用的氟化物，如氟化物漱口液、氟化物涂膜等。

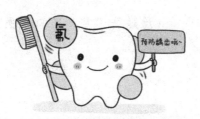

（4）防龋齿，木糖醇更可靠。木糖醇是一种从白桦树或橡树中提取的甜味剂，不含蔗糖，因此不会引起龋齿。这种口香糖具有促进唾液分泌、减轻口腔酸化、抑制细菌和清洁牙齿的作用，如果能在餐后和睡觉前咀嚼一片，每次咀嚼至少5分钟，龋齿的发生率将减少70%左右。

（5）均衡营养，保护胎儿牙齿发育。每个孕妈都应该摄入充足的营养，除了蛋白质外，维生素A、维生素D、维生素C和一些无机物如钙、磷等也十分重要，因为这些能够使肌体组织对损伤的修复能力增强，同时对胎儿牙齿的发育也很有帮助。

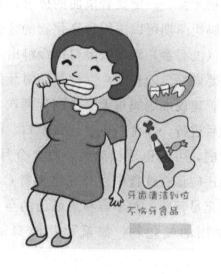

（汤建平　常州市口腔医院综合科）

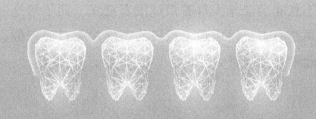

第十八章 老年人的牙齿护理

 老年人有哪些口腔疾病？

随着年龄的增加，老年人身体会出现许多变化（增龄性变化），例如身体逐渐衰老，器官功能退化，对疾病的抵抗力下降等。这些也会引起老年人口腔组织发生明显的改变：如牙齿咬合面牙釉质磨耗；牙颈部暴露、磨损；牙槽骨吸收，牙龈萎缩、牙根暴露；唾液分泌减少，口腔黏膜干燥，黏膜弹性降低。

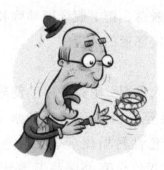

这些都是导致老年人龋病、牙周病发病率上升的因素。但这并不意味着老年人口腔保健没有意义。而了解这一生理变化，调整心态，用乐观、积极的态度加强口腔保健，以促进全身健康，是非常必要的。

 老年人在牙齿护理方面有哪些认识误区?

误区之一：只要坚持刷牙，就没必要洗牙了

刷牙并不能完全代替洗牙，食物可在牙面上留下残渣，经细菌作用形成牙菌斑，单靠每天早晚刷牙是难以清除干净的。非常认真、仔细地刷牙，最多也只能达到70%的清洁度。

误区之二：掉一两颗牙，不必急着补，等掉净了换全口假牙

有些人认为，年纪大了，缺几颗牙是正常的事。缺了牙也不想镶假牙，怕麻烦怕花钱，缺就让它空缺吧。这样下去害处很多，缺牙会明显降低咀嚼能力，影响消化和营养吸收，加快邻牙松动脱落。镶上假牙能够弥补或消除缺陷、恢复牙齿功能，并稳定邻近的牙齿。

误区之三：老人抽烟、喝茶染出了黄牙、黑牙，改不了

目前的牙齿美容已经达到相当的水平，吸烟、喝茶、喝咖啡等形成的着色性污垢使牙表面变色，容易除掉，即使四环素牙等牙体变色也有办法将其改变。同时，牙齿美白不仅仅是为了美容，也是牙齿保健和牙病防治的重要措施。

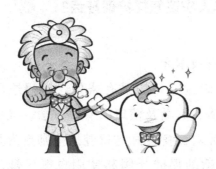

误区之四：老人牙齿松动脱落是自然现象，治也没意义

大多数老年人的牙齿松动脱落是因牙周病、根面龋、骨质疏松等疾病引起的，只要这些病得到预防和治疗，就可以延长牙齿的使用寿命。

误区之五：人的牙齿越磨越结实，啃点硬东西没关系

咬硬物导致牙齿过度磨损，就会破坏掉牙外层包的珐琅质，导致牙齿敏感。牙齿磨损严重，会造成牙齿向前移位或脸型改变，并引起耳旁的颞颌关节因长期不当咬合而引发疼痛。所以老人的牙齿应特别避免过度磨损。

误区之六：只漱口不刷牙，这是祖宗传下来的

不少高龄老人至今没有刷牙习惯，尤其农村的老人更多见。其实正确的刷牙既有牙刷的机械刷洗作用，又有牙膏的化学去污和消毒杀菌作用，可有效地防止菌斑和牙石的形成。

老年人应该怎样护理牙齿?

（1）坚持有效刷牙：

① 每天早晚刷牙，如果有条件，每顿饭后刷牙。刷牙是清除食物残渣、软垢及菌斑的有效方法。老年人的口腔自洁能力差，刷牙对保持良好的口腔卫生则更为重要。

② 选择合适的保健牙刷和使用含氟牙膏，老年人应选择刷头小，刷毛软而有弹性的保健牙刷。一把牙刷不要用得太久，用2～3个月为宜。最好选用含氟牙膏，可以预防根面龋。

③ 应用正确的刷牙方法，避免横刷法刷牙，即左右拉锯式刷牙，采用竖刷法，否则容易造成牙龈萎缩，牙颈部楔状缺损。

（2）提倡使用漱口水：适当使用漱口水可以对刷牙清洁不到的口腔其他部位起充分清洁作用。

（3）合理使用牙线和牙签：老年人牙齿稀松，牙缝变宽，进食后牙缝容易嵌塞食物残渣，有时仅靠刷牙难以解决问题，此时合理使用牙签或牙线也是一种很好的洁牙方法。牙签适用于牙龈萎缩和牙间隙较大的情况。选用扁平或楔状木质牙签，顺着每个牙缝的两个牙面缓慢滑动，不要用力过猛过快。牙龈未萎缩者宜选用牙线。使用牙线时注意牙线要顺着牙缝的方向进入牙齿邻面，用力不要过猛以免损伤牙龈组织。

（4）定期洁治（俗称洗牙）。

（5）及时修复缺牙。

（6）佩戴义齿的老人注意清洁义齿和基牙：

① 餐后应清洁义齿，睡觉前要取出口内的可摘义齿，并浸泡在清水或义齿清洁液中。

② 认真仔细刷牙，尤其是邻面及卡环放置处，防止菌斑积聚引起龋坏。

（汤建平　常州市口腔医院综合科）

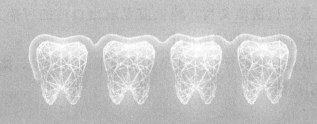

第十九章　看牙询医的常见问题

口腔是人身体上积聚细菌最多的地方之一，菌群超过三百种，每克牙垢的细菌数量就超过一亿。这些细菌通过侵入血液、伴随呼吸或者吞咽进入人体内部，往往会引发全身系统疾病。牙齿健康是每个人都需要重视的问题，你对牙齿健康知识了解多少呢？

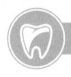 **烂牙根刺激口腔形成溃疡怎么办？**

人们常会忽略口腔溃疡，觉得补充一些维生素，多注意休息就好了。但有一些溃疡是需要特别注意的，比如烂牙反复损伤口腔软组织导致的复发性溃疡，有时候悄悄地就变成了可怕的口腔癌，常见的有颊癌、舌癌等。因此，有类似情况还是及时就医处理掉烂牙比较好（图 19-1、图 19-2）。

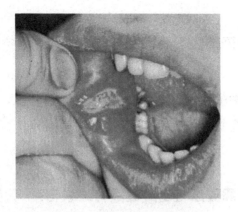

图 19-1 残根刺激形成溃疡

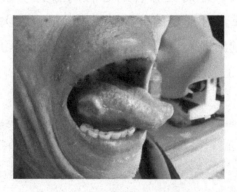

图 19-2 残根刺激形成舌癌

 刷牙时间多久较好?

刷牙时间因人而异，一般在 3 分钟左右，保证每天至少两次，而且要记得每 3 个月更换一次牙刷。

215

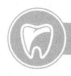 **看牙前要不要擦掉口红以及唇膏？**

这些呵护嘴唇的"好朋友"往往比较黏腻，如果就诊前不擦掉的话容易影响医生操作，故建议擦掉。

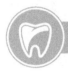 **牙周健康与全身健康有关联吗？**

研究表明，牙周炎患者的心脏病患病率比正常人高四倍，而患有重度牙周炎的老年人胃炎、肺炎、关节炎的患病率大大高于健康老人。因此，保持定期洗牙的习惯是非常必要的（图 19-3、图 19-4）。

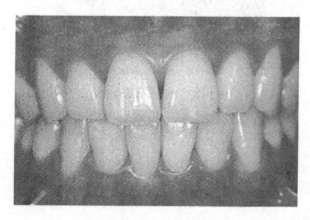

图 19-3 正常牙龈

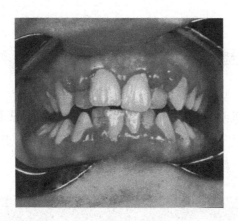

图 19-4　炎症牙龈

 运动也会引起牙齿问题?

剧烈运动可能导致机体缺水，从而减少唾液分泌，使我们口腔抵抗细菌的能力下降。因此，剧烈运动间隙要记得适量喝水，若有淡盐水更好。

 看牙前停用哪些药?

如果要拔牙，请咨询主治医师后决定是否停用阿司匹林等抗凝药，以免术后出血不止；而在治疗牙痛前随意服用镇痛药也是不明智的行为，容易影响医生的判断，给诊断增加困难。

牙龈出血的原因是什么?

牙龈出血是牙龈炎症的表现,也可能是患上了白血病、血小板减少症等血液疾病,需要先做血常规检查后再决定后续洁牙治疗(图 19-5、图 19-6)。

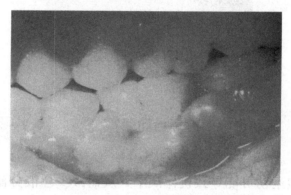

图 19-5　白血病龈出血

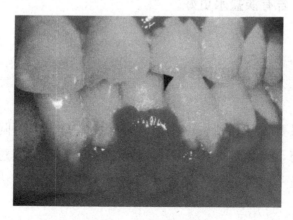

图 19-6　单纯牙龈出血

牙膏中含有的磨料有害吗?

一般情况下,牙膏内含有的无水硅酸等磨料颗粒圆滑、质地均匀可抛光并美白牙齿,但有些无良商家以次充好,添加劣质磨料,这些劣质牙膏会损伤我们的牙齿,因此,选择正规可信品牌的牙膏也尤为重要。

舌头藏着健康密码吗?

舌尖鲜红,表明可能有甲状腺疾病或是心脏疾病;舌头呈黄绿色,则可能是肝脏或者胆囊问题;舌头略带灰棕色,通常有消化系统疾病。

吃糖一定会蛀牙吗?

进食甜食后只要及时清理就没有大问题,尤其是饼干、巧克力这类既甜又黏牙的食物,如果清洁不当非常容易导致蛀牙。而任何食物都能被细菌利用产酸,因此,不能因为没吃甜食就不认真刷牙 (图 19-7)。

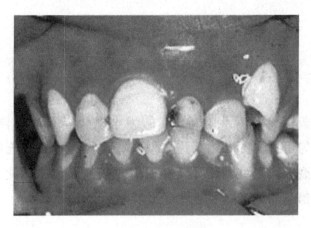

图 19-7　蛀牙

 牙齿蛀了怎么办?

　　请到正规的医院、诊所进行检查治疗，不能拖拉，须知"小洞不补，大洞吃苦"（图 19-8）。

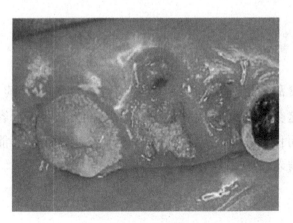

图 19-8　严重蛀牙

牙齿开裂了怎么办?

　　折裂长度不深、面积不大的牙可以进行牙髓治疗后全冠修复;折裂太深太大的牙齿只能拔除(图 19-9、图 19-10)。

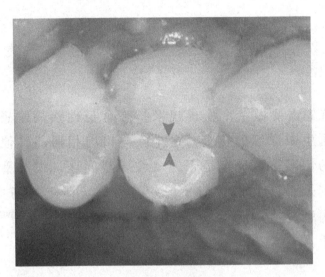

图 19-9 轻度折裂

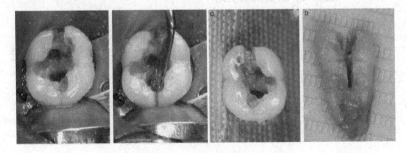

图 19-10 重度折裂

221

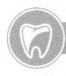

装牙应该挂什么号？

如到医院就诊，挂口腔修复科，选择到正规的医院或牙科诊所就诊，操作规范，装牙质量有保证。

刷牙出血怎么办？

首先需要做一个血常规来排除全身性疾病隐患，然后请医生做详细的检查，在排除与口腔相通的其他腔隙出血的情况下，确定是否为口腔牙龈问题，视严重程度来确定是否需要进行洁牙治疗。另外，严重的高血压、糖尿病患者洁牙需谨慎，装有心脏起搏器的患者严禁超声洁牙。

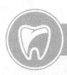

假牙好还是真牙好？

假牙无法恢复真牙的全部功能，所以当今的治疗原则是尽量保存健康的天然牙。

门牙刚拔除，在可以装牙之前怎么保持美观?

可以在拔牙之前提前加工一副临时假牙，等伤口彻底愈合后再做最终的假牙（图 19-11）。

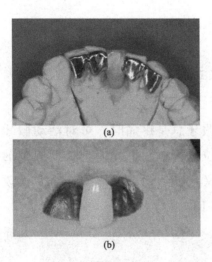

(a)

(b)

图 19-11 马里兰桥临时修复

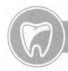 **戴上活动假牙总是恶心怎么办?**

活动假牙板子大，异物感强，常常需要两周或数月时间来适应。可以通过自我刺激敏感处来训练自己，实在无法佩戴，可以与自己的主诊医生联系适当修改过大的底板（图 19-12）。

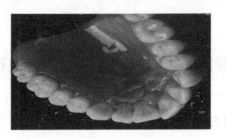

图 19-12　全口义齿

戴上活动假牙总是疼痛怎么办?

戴上活动假牙总是疼痛时,可对活动假牙上刺激软组织疼痛的对应部位进行调改。即使是长期佩戴的旧义齿也可因为材料磨损、义齿变形而造成疼痛,需要调改、衬垫甚至重新制作(图 19-13)。

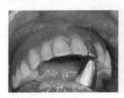 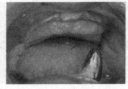 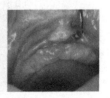

图 19-13　全口义齿压迫黏膜

活动假牙总是脱落怎么办?

活动假牙总是脱落时,如果由于假牙制作问题导致吸附力不足,可以请牙医调改;如果由于骨、黏膜条件不佳,可以考虑依靠个别种植体来增加固位（图 19-14～图 19-17）。

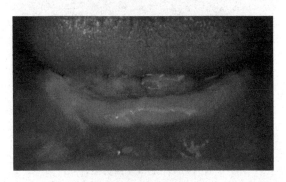

图 19-14 全口牙一类条件

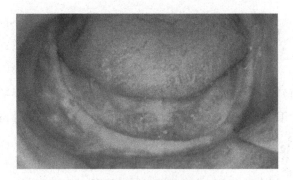

图 19-15 全口牙二类条件

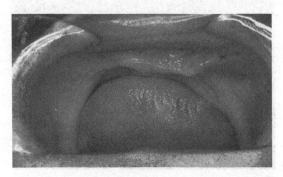

图 19-16 全口牙三类条件

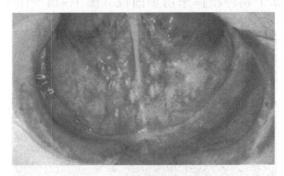

图 19-17　全口牙四类条件

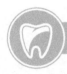 **牙齿仅剩下牙根，怎么办?**

　　牙齿仅剩下牙根时，如果牙根条件佳，可以考虑治疗完成后做牙套修复；如果牙根情况不良，建议拔除后再做修复（图 19-18、图 19-19）。

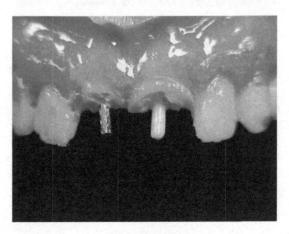

图 19-18　根管打桩

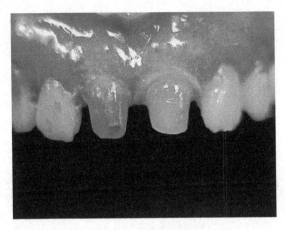

图 19-19　桩核堆筑

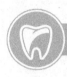 **拔牙痛苦吗?**

　　随着麻醉药物的更新,以及拔牙技术的进步,如今完全可以做到无痛拔牙。

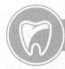 **拔牙会感染传染病吗?**

　　请前往正规医院或者牙科诊所就诊,诊疗环境的清洁卫生、诊疗器械的消毒无菌,对于维护我们自身健康非常重要。

拔牙会造成败血症吗?

　　凡符合拔牙适应证的病患进行拔牙手术是不会出现败血症的。

 哪种牙齿需要拔除?

　　无法治疗的残冠、残根;生长不良的智齿;影响恒牙萌出的滞留乳牙;影响美观、功能的多生牙都需要拔除(图 19-20～图 19-23)。

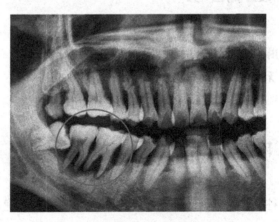

图 19-20　残冠、残根

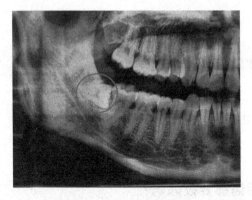

图 19-21　生长不良的智齿

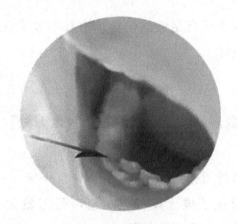

图 19-22　乳牙滞留

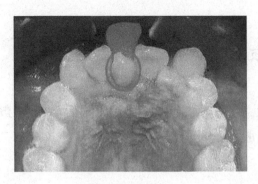

图 19-23　多生牙

229

什么时候长智齿?

一般在 18 岁左右长智齿。

 智齿都要拔除吗?

如果智齿生长有足够的位置,没有引发炎症,不会损害邻牙则无需拔除。

 什么是超声骨刀拔牙? 有什么好处?

使用超声骨刀来完成拔牙过程中的分牙、去骨的步骤。优点:大大简化了拔牙操作。在超声骨刀拔牙技术出现之后,可以说没有牙是无法拔除的。

 拔牙后脸肿怎么办?

拔牙后 24 小时内冷敷,48 小时后改成热敷,及时复诊。遵医嘱服用消炎药。

拔牙后该注意些什么?

最应该注意的是在拔牙后 24 小时内不能刷牙、不能用力漱口，压迫止血用的棉卷应在拔牙后 30～60 分钟吐出。

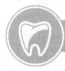
拔牙后多久能吃饭?

拔牙 2 小时后可以进食，应选择凉而软的食物，最好吃些流质、半流质食物。

拔牙前能吃饭吗?

拔牙前应进食，吃到七分饱即可，忌空腹拔牙。

什么是三叉神经痛?

三叉神经痛是三叉神经分布区的一种原因不明放射状、阵发性疼痛，以有扳机点"一触即发"为其特征（图 19-24、图 19-25）。

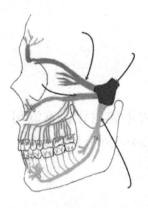

图 19-24　三叉神经分布

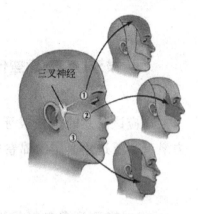

图 19-25　三叉神经痛分布

 三叉神经痛如何治疗?

　　酌情采用药物治疗、射频热凝治疗、手术治疗（图 19-26、图 19-27）。三叉神经痛患者可到神经内科、疼痛科就诊解决。

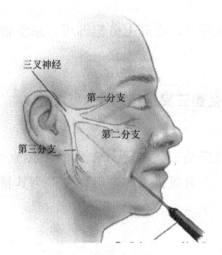

图 19-26　射频热凝治疗

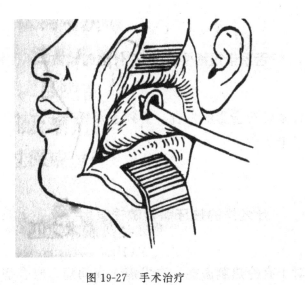

图 19-27　手术治疗

 高血压、冠心病患者能拔牙吗？

可以在心电监护下拔牙，即在血压监控、动态心电图测绘和心内科医生的监护下进行拔牙手术，可以及时发现问题，及时挽救或治疗，避免严重的心脑血管意外。诊所暂不具备相关设备，建议去专科医院应诊。

 有糖尿病能拔牙吗？

应将空腹血糖控制在 8.88mmol/L 以下再考虑拔牙手术，同时需要术前术后口服消炎药。

233

舌系带短都要手术吗?什么时候做手术比较合适?

舌系带短会影响发音,必须手术矫正,一般在 3 岁左右进行手术为宜。

什么样的蛀牙需要做根管治疗?

对于有冷热刺激痛、自发痛、夜间痛、咬合痛的蛀牙都要做根管治疗。

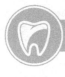

根管治疗有几种方法?

现在主要分为塑化、干尸、根充三种方法。前两种现在一般情况不用,易复发,现在一般采用根充治疗(图 19-28)。

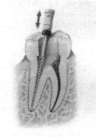

使用根管锉根管预备
(a)

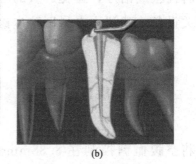

(b)

图 19-28　根管治疗

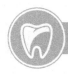

多长时间洗一次牙合适?

一般视牙齿情况半年到一年洗一次牙比较合适。

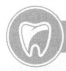

牙医说我有牙周病,为什么我没感觉?

牙周病作为一种慢性炎症,在其初期可能没有任何自觉症状。一旦出现自觉不适症状,往往已经发展到相对比较严重的程度了。

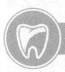

小孩的牙有锯齿正常吗?

小孩的牙有锯齿,这是正常的。刚刚萌出的牙齿都会有锯齿,随着磨耗会逐渐变光滑。

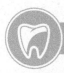

小孩的牙有缝,不齐怎么办?

到乳牙完全更替完,恒牙完全萌出后如果仍有缝隙或是不齐可以考虑牙齿矫正。

补牙后能马上进食吗？

补牙后能不能马上进食，要根据所采用的补牙材料来决定。目前，国内常用的补牙材料有玻璃离子黏固粉、复合树脂类、银汞合金等。①玻璃离子黏固粉的硬度比复合树脂类、银汞合金要低一些，不耐磨，因此临床上多用于接近换牙期乳牙的充填。在充填刚完成时，硬度较低，呈弹性状。24 小时后硬度达到最大。所以采用玻璃离子黏固粉充填的牙齿必须在 24 小时后才能进食。②树脂类材料又可分为见光固化复合树脂和化学固化复合树脂。这类材料在充填完成后即达到较高的硬度，且无流动性。进食不会引起材料变形，因此可以马上进食。③银汞合金是一种较为理想，使用广泛的传统充填材料。该材料在充填 6 小时后合金硬度可达到 70%～90%，24 小时后趋于完全硬固。因此补牙后不能马上进食或用该牙咀嚼，以免使充填的材料变形或脱落，可在充填后两小时进软食，且不能用其咀嚼，24 小时后才可用该牙咀嚼。充填后颜色欠佳，且相比以上两种材料，银汞有一定毒性存在，属逐步淘汰品（图 19-29、图 19-30）。

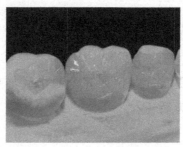

图 19-29　树脂补牙

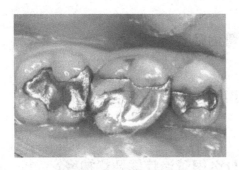

图 19-30　银汞补牙

 什么是根管治疗?

简单来说，根管治疗就是牙医把有病变的牙齿钻个洞打开，将牙齿里面发炎、坏死的牙髓组织用各种器械移除干净，并把牙髓腔内（包含牙髓腔壁）消毒、清理干净，最后再用牙胶、根管糊剂等物把牙髓腔紧密地封填起来。是治疗、保存病牙的方法。

 什么情况下需要做根管治疗?

对于那些牙髓炎、牙髓坏死、各种类型的根尖周炎都适于做根管治疗，包括由于龋齿、隐裂、过度磨耗、穿髓等引起的牙髓炎及牙髓坏死不能保留活髓的情况。

237

根管治疗要多长时间?

根管治疗需要就诊 2～4 次,用时 2～3 周。

 为什么根管治疗需要烂神经?

牙髓遭受感染后是不可逆的,感染炎症的牙髓会感到疼痛,为了减轻疼痛症状,同时将病变牙髓清理干净,防止感染的进一步发展,就需要去除牙髓神经(俗称烂神经、杀神经),进行根管治疗。

 为什么根管治疗需要拍多张牙片?

在进行根管治疗中,拍牙片是必要的,并且至少要拍 3 张牙片。第一张在治疗前,帮助医生了解牙根的基本情况,制定治疗计划;第二张在治疗中,帮助医生了解治疗情况,如根管预备是否到位等,并制定下一步治疗方案;第三张是在治疗结束后,帮助判定根管充填质量,发现问题及时补救。

根管治疗后为什么还需要做全冠保护?

　　很多人不理解，在根管治疗后，牙齿不疼了，补上就可以了，为什么还要做全冠保护，觉得没有必要。事实上在根管治疗后，没有牙髓提供营养的牙齿会变脆，牙冠很容易折断劈裂，导致牙齿使用寿命减少，因此根管治疗后需做全冠对其进行保护。

 为什么牙齿总是白天不痛、晚上痛?

　　夜间牙痛很多时候是急性牙髓炎引起的，急性牙髓炎的主要表现为发病急、疼痛剧烈，遇寒刺激或者夜间时疼痛会明显加重，并且患者往往自己无法准确地找出到底是哪一颗牙齿的痛。导致夜间牙痛的常见原因有以下两种。①体位问题、急性牙髓炎患者白天一般是坐着或站着，到了晚上睡觉时是躺着，炎症的液体以及牙周袋里的液体因为体位不同会有流动以及蓄积，造成压力增大，所以疼痛会加重。②心理因素、事实上可以引起牙痛的疾病有很多，有些牙疼可能不是那么明显，白天忙于工作或者其他事情也就忽略了，但是一到了夜深人静的时候，人的注意力比较集中，这个时候对疼痛的感觉也就更为明显，所以就会觉得白天牙齿不怎么痛，但是一到了夜间牙疼就加重了。

牙痛的时候喝冰水就不痛了，这是为什么？

在牙痛的时候，不少朋友都会含住冰水，以此来达到缓解疼痛的目的。冰水这么神奇，真的能治好牙痛吗？解答：并不能，口含冰水缓解牙痛的原理很简单，低温能让牙根部血管发生收缩，减轻牙根肿胀对牙神经的压迫，疼痛也就因此得到缓解，但该法只能暂时缓解牙齿疼痛，不能作为治疗方法。处理方法：牙髓炎的治疗不可拖延，建议患者尽快到口腔门诊接受全面检查，让医生根据实际情况展开治疗。

牙洞已经补上了，为什么还是会痛？

治疗蛀牙，很多人都认为只要补上牙洞即可，所以不少患者直接拒绝了根管治疗的建议，以至于在牙洞补上后还是会痛。这是什么原因？大多情况下，牙痛只会在牙髓感染之后出现，若患者坚持不做根管治疗，则无法将感染物清除干净，牙痛症状将会持续出现。所以对于医生提出来的治疗建议，应慎重考虑。根管治疗是治疗牙髓病及根尖周病的最有效的一种方法，也是保存患牙最好的治疗方式。需要特别注意的是，一定要请正规专业的牙科医生进行根管治疗，这样才能有安全保证。

为什么说"生一个孩子，坏一颗牙"？

　　老一辈的人会有"生一个孩子，坏一颗牙"的观念。其实，如果在怀孕前建立正确的口腔卫生观念及习惯，同时在怀孕期间保持良好的口腔卫生，这种现象就不会发生。有人误以为孕妇牙齿的钙质，会被腹中的胎儿吸收而造成本身牙齿钙质的流失。事实上，钙在牙齿中是以结晶状态存在，发育完成后的牙齿不会参与体内钙的代谢。不过骨头中的钙会被腹中的胎儿吸收，所以仍要增加钙的摄取，以免孕妇在日后发生骨质疏松症。

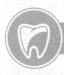 **虎牙外突应该拔掉吗？**

　　不能随便拔掉！虽然虎牙外突会使上下排牙不能正常紧密地咬在一起，影响尖牙应有的撕咬功能，嘴唇被撑起不容易闭合，看上去影响美观；另外其尖锐有力，也容易穿破嘴皮，造成口腔溃疡，但是虎牙的牙根在所有牙齿中是最长的，并且牙冠光滑，很少发生龋病。因此在口腔内存留时间最长，是老年缺失牙后义齿修复的有力支撑，应积极保护留存。虎牙外突，可以通过矫正，恢复到正常位置（图 19-31）。

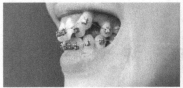

(a) 矫治衣刀

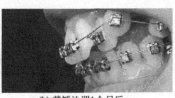

(b) 戴矫治器1个月后

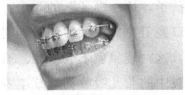

(c) 戴矫治器6个月后

图 19-31　虎牙的矫治过程

 种植牙会干扰核磁共振吗？

种植体使用的材料是医用纯钛。钛是目前人类已知的与人类骨骼相容性最好的金属，同时它属于无磁金属，不含磁化。因此，种植体是不会干扰核磁共振成像的。种植牙冠有云雾状散射影，而种植牙植体部分完全清晰无模糊（图 19-32）。

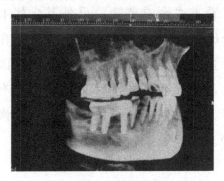

图 19-32　种植牙在核磁共振中的成像

绿茶有护齿功效吗?

　　绿茶里含有氟。古代曹雪芹写红楼梦时说贾府的人吃完饭后拿茶水漱口。而苏东坡也有记载，他每次吃完饭会拿茶水漱口，目的是坚固牙齿。据研究，绿茶含氟，氟不仅能坚固牙齿，还能减少菌斑生成、降低蛀牙风险。

（何寅翔　常州市天宁区红梅街道社区卫生服务中心口腔科）

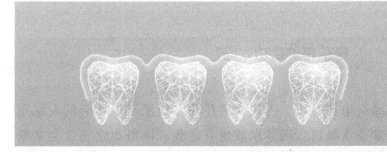

第二十章　牙科门诊后的常用医嘱

　　牙科治疗后尤其是椅旁治疗结束后，许多医生不重视、不规范医嘱的告知，许多患者不明确、不执行医嘱，这就给牙科治疗带来了困难和风险。比如在牙痛治疗的复诊期间医患之间不正确的行为，加大了治疗失败的可能性。在拔牙后不能正确处理伤口，增加了伤口出血、感染的概率，甚至带来危及生命的并发症。在补牙装牙后不知道正确的使用方法，大大减少了它们的使用时间和舒适度。在现代牙科治疗的过程中，只有医患合作才能达到最好的治疗效果。因此规范合理的医嘱也是医生诊疗水平与治疗理念的体现，同时患者也应在治疗期间与结束后积极配合并主动执行医生的嘱托。此章就牙科门诊后常用的医嘱作为一个总结，临床实践中的情况千差万别，不可一概而论，仅以此为参考。

一、拔牙

　　现代牙科强调牙齿的保存，但是有时没有用的牙齿仍要拔除，否则反而会产生弊大于利的效果。拔牙后最需要注意的是创口的正确保护与处理。

（1）拔牙后半小时内应紧咬棉卷，为的是压迫创口止血，尽量少说话，不吐口水，半小时后吐掉棉卷。两个小时后可进凉而软的食物，拔牙后 3 天内忌烟酒及辛辣刺激性食物。

（2）拔牙当天不刷牙，不用力漱口，不吃过硬、过烫及有刺激性的食物，不吸吮创口，不做剧烈运动，尤其是复杂牙，如智齿拔除术后请尽量少说话、多休息。

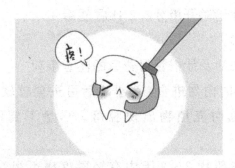

（3）麻药过后有轻微疼痛，或拔牙 24 小时内唾液中带少量血丝，这都是正常现象。若出现伤口疼痛剧烈或出血较多的情况请及时就诊。

（4）拔牙后遵医嘱服用消炎药和镇痛药。

（5）拔牙后需镶牙或种植假牙，请在 3 个月后复诊。

二、牙痛

牙齿产生自发性疼痛或者咬合痛时，常常是需要行根管治疗才能缓解疼痛。而根管治疗因其复杂性，治疗周期长等因素，成功率无法达到百分之百。在患者复诊期间，正确的遵照医嘱，配合治疗，才能在很大程度上提升治疗效果。

1. 牙冠开髓根管开放以后的注意事项

（1）开放后勿食用过冷或过热的食物，以防刺激后再次出现剧烈疼痛。

（2）应进食较软食物或流质食物，尽量避免用患侧咀嚼食物。

（3）开放后口腔内有辛辣药味为正常现象。

牙疼不是病，一疼要人命。

（4）刷牙请避开患牙。2日后复诊或遵医嘱复诊。

2. 牙髓失活及牙根管封药后的注意事项

（1）2小时内勿进食，2小时后可进食较软食物或流质食物。为防临时充填物出现脱落，尽量不要用患侧咀嚼食物。

（2）放置药物2～3天内有轻微疼痛可视为正常现象，若24小时内疼痛较为明显，可适当服用镇痛药。若剧烈疼痛，应及时就医。

（3）根据所放药物不同，遵医嘱2～7天内复诊。若无法及时复诊，应及时联系医生。

3. 牙齿根管充填以后的注意事项

（1）牙根充填2～3天内有轻微胀痛为正常现象，如果24小时内疼痛较为明显，可适当服用镇痛药。若有剧烈疼痛应及时就医。

（2）根据牙齿充填材料不同，分为可立即进食或24小时后才可以进食，应遵医嘱。

（3）治疗后的牙齿与正常牙齿有不同感觉，或咬物时有轻微胀痛或疼痛均为正常现象。如出现剧烈疼痛，应及时与医生联系。

（4）根管充填 1～2 周后可进行冠套修复，以防患牙劈裂，若无法及时修复，勿用患牙咬硬物。

三、补牙

补牙是把牙齿的小洞填起来。牙齿一旦有洞或者缺失，需要及时修复，才能恢复生理的心态与功能，有利于身心健康。

（1）采用银汞充填后，应注意 24 小时内不用治疗牙齿咀嚼食物。因为银汞需要 24 小时才能完全凝固、变硬。如果在银汞未完全变硬时用它咀嚼，可能会造成充填物的折裂甚至脱落。

（2）如果进行了大面积的牙冠缺损充填，建议进行义齿冠修复，可以保护牙体和充填体。同时恢复咬合功能。

（3）前牙进行了大面积树脂充填的患者应注意避免用患牙咬过硬的食物，以免发生充填体的折断和脱落。

（4）深龋进行氧化锌丁香油水门汀安抚治疗后，应该按照医生要求的时间复诊。因为氧化锌只是暂时充填材料，一段时间后会脱落，造成窝洞再次污染。

（5）龋病充填治疗后，如果发生局部疼痛、肿胀、咬合不良或充填物脱落的问题时，应及时复诊。

四、装牙

装牙是把缺掉的牙齿装上。

1.固定假牙修复以后要注意的事项

（1）由于金属烤瓷牙和全瓷牙由磁粉经烧制而成，通常情况下不能咀嚼过硬的食物，前牙一般不要啃咬较硬的食物，以免出现崩瓷现象。让义齿合理地承担咀嚼功能，防止受力过大。

（2）固定义齿由于不用取戴，使用舒适咀嚼效果好，但日常的口腔卫生保健非常重要，要做好口腔与义齿的日常清洁。除了坚持每天早晚刷牙各一次和饭后漱口外，还应特别注意义齿的护理，尤其是义齿的卫生状况，清洁的重点部位是义齿的颈部及周围的牙龈组织。刷牙应选用刷毛软硬适中、末端为圆头的牙刷，使用含软性摩擦剂的牙膏和温热水漱口。

（3）固定牙齿一旦出现松脱、瓷脱落等现象应及时与您的牙医联系。要避免固定义齿松脱到气管和食管。

（4）个别敏感人群可能出现牙龈出血、发黑、萎缩等副反应，请立即检查。

（5）定期复查与义齿护理。要定期到牙科对义齿和天然牙进行洁治，一般每隔 6 个月清除常规刷牙去不掉的菌斑和结石。同时还要请医生定期检查义齿的连接部分是否松动，义齿与天然牙是否出现咬合不协调，如果发现异常，医生可以及时纠正。

2.活动假牙装戴以后的注意事项

（1）注意口腔卫生，餐后刷牙，洗净义齿。

（2）活动假牙初戴使用时自我感觉不舒适、有呕吐感、发音不清、咀嚼不爽，有一个适应期，一般通过 2～3 周的练习后会逐步磨合适应，应用自如。

（3）发现基牙松动或者基托下黏膜发红，应该及时看牙医。

（4）隐形义齿修复后的定期检查极为关键，复诊以便牙科医师了解义齿的情况，若有问题，及早治疗修复。

（5）刚戴义齿的 2～3 天，吃饭时可暂时不戴，等适应后再戴上练习进食。如有压迫、疼痛等症状，应及时就诊，切勿自行处理。义齿需在就诊前 2～3 小时戴在口中，以便医生查出疼痛的确切部位及原因，准确地予以修正。

（6）新义齿有时会出现戴入或摘出困难，这时不可强力推压或用牙咬，应细心摸索合适的取戴方法。

（7）饭后取下义齿，用牙膏、清水刷洗干净后再戴上。

（8）睡前可将义齿泡在凉开水或自来水杯里，尽量不戴义齿睡觉，否则易造成基牙（义齿旁边的牙）龋齿。

（9）不能长期不戴义齿，否则会因变形而不能使用。

（10）义齿戴用几年后，如出现松脱、摩擦痛等，应请到牙医处就诊，不要勉强使用，以免损伤邻牙或其他口腔组织。

3.烤瓷牙牙体预备以后的注意事项

（1）请用温水刷牙，勿吃过冷或过热食物。

（2）磨牙后可能有冷热刺激或轻微咬合不适。装临时牙后应避免咬过硬、过黏食物，如有明显疼痛请尽早联系牙医。

（3）如有持续疼痛、咬物痛或临时牙松动、脱落等，请尽快到牙医处复诊。

五、种植牙

种植牙是先进的缺失牙的修复方式，和传统方式相比，强调了不伤害周围牙齿，坚固耐用等特点。随着技术的成熟和周期的缩短，逐渐已经成为缺失牙的首选修复方式。种植牙后的注意事项如下。

（1）术后反应：术后有轻微疼痛，如果疼痛较明显可口服镇痛药。术后 24 小时内术区面部可用冰块冷敷，有助于镇痛和消肿。术后 3 天内局部可能有轻微肿胀，5 天逐渐消退。植入骨粉骨膜的患者肿胀可能会比较明显。做了上颌窦提升的患者不要擤鼻，应避免感冒。

（2）保持口腔卫生：良好的口腔卫生习惯是人工牙种植成功的重要保证，手术当天不刷牙，饭后可用漱口液含漱；术后当天至拆线前种植处避免刷牙，选用漱口液含漱 7 日，2 次/日，每次半分钟，其余地方正常刷牙。

（3）抗炎：术后需口服消炎药 3 天，个别情况下需输液治疗。

（4）如有以下情况须立刻联系医生：麻药过后仍面部麻木；术后 3 天术区仍有自发的疼痛，或再度产生的疼痛；金属愈合帽脱落等。

（5）拆线：术后 7～10 天拆线。

（6）饮食：术后当日，进半流质或全流质食物。术后 3 个月内种植处避免咀嚼过硬、过韧的食物，防止种植体受力过大。

（7）取模型：手术一般 3～6 个月后复诊取模型，制作假牙冠，2～3 周后装戴。

（8）镶牙后：镶上烤瓷牙后，不宜咀嚼过硬的东西，一方面是由于人工牙根周围没有保护性的压力感受器，因此，牙根组织易受损伤；另一方面，烤瓷牙材质较脆，易"崩瓷"损坏后也不容易修补。

（9）防止受到外力的撞伤。

（10）控制吸烟。

（11）复诊：每年定期请牙医复诊、维护，保持种植牙长寿。

六、口腔预防保健

牙周病很普遍，是导致失牙的重要疾病。相较发达国家，我国的牙周病宣传、预防、治疗才刚刚起步，仍有很多措施需要实行。牙周的预防与基础治疗包括洗牙和龈下刮治，这是一个系统的治疗，同时需要患者极好的依从性和主动性。

1. 洁牙的注意事项

（1）洁牙应到正规专业的医院或诊所，已有研究表明，很多传染性疾病如乙肝、艾滋病等均可通过洁牙而传染，正规医疗机构会对洁牙机头进行严格消毒，防止交叉感染。

（2）牙龈炎等患者，在洁治过程中，均有可能出现酸痛、出血症状。

（3）洁牙前请预先清洁您的口腔，以便医师操作。

（4）洁牙后如不注意刷牙，牙菌斑与牙结石又会很快形成，所以洁牙后要继续加强自我保健，养成早晚刷牙，饭后漱口的习惯以有效保持洁牙效果。

（5）建议健康人每半年到一年做一次牙周洁治和口腔健康检查，牙周疾病患者根据病情3个月到半年作一次洁治。

（6）牙龈出血、牙齿松动可能是由某些系统性疾病如血液疾病、糖尿病等引起的，在洁牙前必须分辨清楚，必要时做血常规。

（7）洗牙后牙齿遇冷热酸痛、牙面粗糙感的不适一般一周内减轻，如酸痛明显、牙床出血不止等请联系牙医。

（8）洁牙后建议做牙周喷砂抛光处理，减少不适感。

2.牙周刮治的注意事项

（1）牙周刮治常在局部麻醉下进行，请在麻醉药消退后再进食，以免造成不必要的损伤。

（2）牙周治疗期间可能会出现牙齿的轻微不适，牙龈少量出血，一般在 3～5 天后缓解，若出现持续性剧痛或出血不止，请及时与牙医联系。

（3）牙周治疗后可能出现牙齿遇冷热敏感、牙龈轻度肿胀、咬合不适等症状，一段时间后会自动恢复到治疗前的状态或改善缓解。您可能会感到牙缝变大、牙龈退缩等症状，这是牙周疾病造成组织破坏炎症消除后的真实结果，属正常现象。

（4）牙周治疗后仍要按适当的间隔进行复查和维护，否则牙周疾病很容易复发。

（5）牙周治疗后仍要坚持自我保健，早晚刷牙，饭后漱口，建议学习和运用叩齿来固牙、健牙。

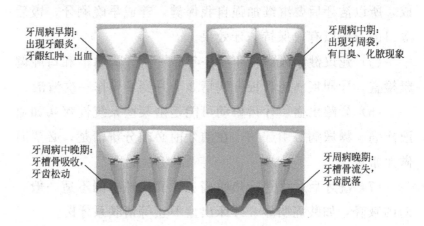

牙周病是如何一步步侵蚀你的牙齿的

牙周病早期：
出现牙龈炎，
牙龈红肿、出血

牙周病中期：
出现牙周袋，
有口臭、化脓现象

牙周病中晚期：
牙槽骨吸收，
牙齿松动

牙周病晚期：
牙槽骨流失，
牙齿脱落

七、窝沟封闭的注意事项

窝沟封闭是世界卫生组织向全世界儿童推荐的一种预防龋齿，用人造材料保护新生恒牙的方法，我国大部分地区已经普及，并统一安排孩子们免费做窝沟封闭。

（1）做完窝沟封闭后，建议 2 小时内禁食，24 小时内禁食硬物。

（2）早晚刷牙，改善不良的口腔习惯。

（3）窝沟封闭后前几天如感觉咬合不适或者吃东西不方便等问题，及时联系牙医预约复查。

（4）窝沟封闭后每隔 3～6 个月做一次口腔检查，发现问题及时处理。

（5）如因唾液、咀嚼习惯或咬食过硬食物等原因，窝沟封闭物会有脱落现象，请家长要注意观察孩子牙齿里的窝沟封闭剂有无脱落，发现脱落请及时复诊。

八、冷光美白后的注意事项

冷光美白的原理在于通过冷光将药物渗透到牙齿组织中去，从而达到美白的效果。属于化学漂白的一种。

（1）牙齿冷光美白治疗后 24 小时内，牙齿很容易再染上有色物质，必须避免饮用茶、咖啡、可乐、红酒、莓果类饮料等食物，避免使用有色牙膏、漱口水等深色物品，同时要避免吸烟。在以后的生活中注意牙齿的清洁保养，可令牙齿美白更持久。

（2）术后个别牙齿发生龈缘被漂白的现象，此现象在治疗结束后半小时左右就会消失，并逐渐恢复自然。

（3）有少数重度四环素牙患者，在第一次治疗后两天左右会有一个色阶的反弹，在接受第二次治疗后，美白效果就会比较稳定。

（杨烨　常州市天宁区红梅街道
社区卫生服务中心口腔科）

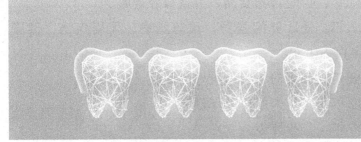

附录　全国爱牙日历年主题汇总

　　1989 年，原国家卫生部、全国爱国卫生运动委员会、国家教育委员会、原文化部、原广播电视部、中华全国总工会、中华全国妇女联合会、中国共产主义青年团中央委员会、全国老龄协会等九个部委联合签署，确定每年 9 月 20 日为"全国爱牙日"。其宗旨是通过"全国爱牙日"活动，动员社会各界力量参与支持口腔预防保健工作，广泛开展群众性口腔卫生知识的普及教育，增强自我保健意识和能力，提高全国人民的口腔健康水平，乃至全身健康。

　　1989 年：人人刷牙，早晚刷牙，正确刷牙，用保健牙刷和含氟牙膏刷牙。

　　1990 年：爱牙健齿强身。

　　1991 年：爱护牙齿从小做起。

　　1992 年：爱护牙齿，从小做起，从我做起。

　　1993 年：天天刷牙，定期检查。

　　1994 年：健康的生活需要口腔卫生。

　　1995 年：适量用氟，预防龋齿。

1996 年：少吃含糖食品，有益口腔健康。

1997 年：爱牙健齿强身，预防龋病、牙周疾病，健康的牙齿伴你一生。

1998 年：健康的牙齿，美好的微笑。

1999 年：老年人的口腔保健。

2000 年：善待牙齿。

2001 年：吸烟与口腔健康。

2002 年：预防牙周疾病，维护口腔健康。

2003 年：有效刷牙，预防牙周疾病。

2004 年：口腔健康与生命质量。

2005 年：关注孕妇口腔健康。

2006 年：婴幼儿口腔保健。

2007 年：面向西部，面向儿童。

2008 年：中老年人口腔健康。

2009 年：维护口腔健康，提高生命质量。

2010 年：窝沟封闭，保护孩子。

2011 年："健康口腔，幸福家庭"，副主题为"呵护孩子，防止龋齿"。

2012 年："健康口腔，幸福家庭"，副主题为"关爱自己，保护牙周"。牙齿健康要自己做主。

2013 年："健康口腔，幸福家庭"，副主题为"关爱老人，修复失牙"。

2014 年：健康每一天，从爱牙开始。

2015 年：定期口腔检查，远离口腔疾病。

2016 年：口腔健康，全身健康。

2017 年：口腔健康，全身健康。

　　2018 年："口腔健康，全身健康"，副主题："护健康口腔、助健康体魄、享健康生活"。

　　2019 年："口腔健康，全身健康"，副主题："刷牙漱口用牙线，洁牙护龈促健康"。

　　2020 年："口腔健康，全身健康"，副主题："均衡饮食　限糖　减酸　牙齿灿烂微笑"。